生命の
自然治癒力

ガンは治る ガンは治せる

安保徹・奇埈成・船瀬俊介

花伝社

ガンは治る ガンは治せる——生命の自然治癒力●目次

まえがき　船瀬俊介　5

第一部　ガンが治るは、もはや当然　安保徹　9

「原因不明」のままの治療……10
ガンの原因……11
発ガンまでの流れ……14
ガンになりやすい人は？……16
発ガン部位は負担がかかった場所に……19
ガンを治す四か条……21
リンパ球を効果的に働かせる……25
ガンの自然退縮の特徴……28

時代とともに変わる治癒……30
ガンが脱却できる時代……31

第二部　自然治癒力の活性――韓国の自然療法　奇 埈成　35

歴史の大波に翻弄される……36
極限のなかの生命……38
逆境と霊性……40
博愛の文明観……42
心と身体の密接な関係……44
「病気は教師」……46
文明病は引き算して治す……50
プハン＝引き算健康法……52
生命の自然治癒力……54

第三部　ガンは治る、ガンは治せる　鼎談　安保徹・奇埈成・船瀬俊介　57

袋小路の現代医学……58
ガン治療をめぐって……68
子どものからだがおかしい……100
医療の流れを変えよう……114
青雲の志……123

第四部　ガン患者の八割が、抗ガン剤、放射線、手術で〝殺されている〟　船瀬俊介　139

毎年二五万人が、病院で〝虐殺〟されている……140
数十の副作用：猛毒に全身の臓器が絶叫する……144

メーカー、国……〝ガンマフィア〟利権は約一五兆円！……146
アメリカ政府の敗北宣言――〝ガン三大療法〟は無力だ……150
受けてはいけない「ガン検診」……早期発見＝早期殺害！……156
海外のガン治療とは……「まったく治療しない」が基本……162

あとがき　船瀬俊介　167

まえがき

「病院から『もう、やることはやったから退院してくれ』って言われたんです……」。途方に暮れたガン患者さんのつぶやきです。

わたしの先輩の作家Sさんも舌ガンで、抗ガン剤を投与され、髪の毛からまつげまで抜けました。五回もの手術で首から肩にかけて肉はゴッソリそぎとられました。たび重なる放射線治療で首の周りは真赤なケロイド状態。放射線火傷は内部の気管、食道にまで及び、ほとんど塞がってしまいました。ビニール管を通して、呼吸し、流動食を得ていました。

半年ぶりに会ったSさんは幽鬼のようでした。六〇キログラム以上あった体重は三〇キログラム台。胸が込み上げて思わず抱き締めました。手に骨が当たりました。Sさんは、わたしの耳元に顔を寄せ、かすれた声でこう言いました……。「だまされた……」。

それから、付き添っていた奥さんは、病院からこう告げられました。「やることは、やったから出て行ってください」。

●

わたしは、その光景を想像するとめまいを覚えます。

「病院で死なれたら迷惑だ」ということでしょう。病院側に言わせれば、抗ガン剤、放射線、手術……打つ手はみんな打った。あとは、なにもすることはないので——。

「打つ手を打ったから、こうなったんだろう！」と声を荒げたくなります。

自宅に帰ったあと、Sさんの看護は奥さん一人の手にまかされました。直径三ミリのチューブを通して注射器で流動食とモルヒネを注ぎ込みました。最後に、車椅子でいちばん行きたかった石垣島に家族、友人と遊びました。それが、思い出となりました。そして、いっときもせずSさんは逝きました。「皆で、陽気に飲んでください」と〝遺書〟を添えた泡盛の古酒（クース）を残して……。

●

わたしを、今、ガン治療の告発に駆り立てているもの、それは、あのSさんが耳元で囁いた無念の一言かもしれません。現在、日本には約一三〇万人のガン患者がいるといいます。そのうち半分は、ガン難民として、さまよっています。病院の治療への不信、不安から、自ら病院を飛び出した患者さん。何かすがるものを探して民間療法や病院を尋ね歩いている不安に満ちた顔。あるいはSさんのように〝ガンの三大療法〟で心身とも廃人同様にされて、放り出された末期ガンの患者さんたち……。

わたしは『抗ガン剤で殺される』（花伝社）などで、ガン治療を追及してきました。毎年、約三二万人が亡くなっているといわれるガン患者の八割は、じつは――〝ガンで死んでいるのではない。ガン治療で殺されている〟――という驚愕事実を知りました。からだが震えるとは、このことです。なのに患者さんたちは、何も知らず、救いを求めて病院という名の〝殺戮の門〟をくぐっているのです。

●

無知のなんという悲しさ。無知のなんという恐ろしさ。このひとたちを、何としても救わねばならない。そう、思っているときに安保徹先生と出会いました。名著『免疫革命』を読んで以来、尊敬してきたかたです。お話を聞いて、その暖かい人柄に心から惹かれました。ゆったりと温もりのある〝安保節〟に、全国の数多くのかたがたが魅かれている、というのもよく判ります。

そして、もうひとかた。韓国の奇埈成先生との出会いも、忘れ難いものでした。頭を撃たれるほどの衝撃を受けたのは、その強烈なる人生の軌跡でした。日本の植民地支配、そして朝鮮戦争……その後の軍事政権……かつての真っ直ぐな正義感の少年は、あらゆる時代で弾圧され、反発し、投獄され、銃殺直前に何度も偶然に救われた……という奇跡。そして、先生は「すべてをゆるす」という境地に到達されたのです。そして、「人の健康を治すことこそ使命だ！」と自覚。数多くのガン患者や難病患者を助けてこられました。

今回、気高く温かい峰のような二人の大先達といっしょに「鼎談《ていだん》」の機会を得ることができました。三人の思いは同じ。日韓の地で、悩み苦しんで、さまよっておられるガン患者の方々を一人でも多く救いたい。その気持ちだけです。

さらに、救いたいひとたちがいます。それは、ガン治療の現場のお医者さんたちです。看護師さんたちです。そして、救いたいのは現代医療そのものです。いま、ガン治療の現場で苦悩しているのは、携わっている医師や看護師さんたちでしょう。自らには拒絶する〝毒薬〟を、病院経営のためには、打たざるをえない。患者の免疫力を殺《そ》ぐことがわかっていても当てざるを得ない放射線治療。むろん塗炭の苦しみの患者は地獄。そして、医師、看護師にとっても地獄のはず。このようなおぞましい惨状は、一刻も早く改めなければなりません。

この本が、医療現場の真昼の暗黒に一条の光を投げかけることを、祈ってやみません。

船瀬俊介

第一部

ガンが治るは、もはや当然

安保徹

二〇〇六年一〇月二一日　於「第一回　世界一元気　ガンの患者学ワールド」
主催　NPO法人ガンの患者学研究所

「原因不明」のままの治療

ガンや他の病気もそうですが、現代医学・現代医療がほとんど治せないのは、やはり病気の成り立ちというものを明確にしていないからなんですね。

たとえば、子どもに多いアトピー性皮膚炎とか、受験期に多い潰瘍性大腸炎とか、あるいは働き盛りに発生する高血圧症も糖尿病も、みな「原因不明」にしたまま治療をしているわけです。だから原因がわからないとなると、やはり対症療法をするだけにとどまってしまうんですね。根本的な治療はできないのです。

そういった医療の流れはガンの治療においても同じです。ガンになって病院に行ったときに、「あなたのガンはこういう原因でなったと思います」とか、「こんなことでなりましたよ」という、原因に関するお話は、医者からなにもないわけです。

それでガンの三大療法（除去手術・抗ガン剤・放射線）も、結局は他の病気の治療と同じで対症療法をやっているわけなんです。ただこうやって、対症療法をやるのは根本的な治療ではないですから、本当に治る、ということはないんですね。

みなさんが、いろんな病気になって、様々な薬をのむのですが、いくら熱心にのんでも、治ることとは関係ないんですね。むしろ、あんまり薬をのむと毒のほうが強くて、熱心にのんだ人の病気が悪くなっていることもあります。ですから、やはり根本原因にたどりつかなければ、結局は駄目なんですね。

ガンの原因

ガンに「ガン年齢」というものがありますように、高血圧症や糖尿病にも同じように、発症する年代というものに特徴があります。

ガンは四〇歳代、五〇歳代に入って、働き盛りで社会的責任も多い、そういう年代で発症していることが圧倒的に多いのです。つまり、体に大きな負担がかかっていて発症しているということです。

この負担を医学的に表現すると、「交感神経の緊張状態が続いている」ということになります。みなさんご存知の自律神経なんですけれども、これには二種類あります。日中、活動をするために働く「交感神経」と、休息・睡眠のための「副交感神経」です。この二種類の自律神経で、私たちは、元気に頑張ったり、休んだりして、生き方のバランスをとり、また気迫を出したり、疲れを癒《いや》したりして生きています。

ガンになる原因は、すごく無理をして交感神経の緊張状態が続いているからです。みなさんの間近で病気になっているひとは、真面目で頑張り屋さんが多いですね。川竹文夫（NPO法人ガンの患者学研究所代表）さんや寺山心一翁（超越意識研究所代表）さんも病気になる前は、相当無理をしたと思います。無理して無理して交感神経が緊張状態になると、人間はあるところで破綻するんです。

破綻の原因は交感神経緊張ですから、まず、脈が早くなるとか、血圧が上がるとか、血糖値が上がるとかいう状況がでてきます。これもある程度のときは、循環量を増やす、つまり「頑張り」に対応するということで意味があるんですけれども、だんだん行き過ぎると血管収縮が強くなって、血流が悪くなってきます。そうすると顔色が悪い、疲れが残る、というような独特の無理を強いた生き方が続き、それがやがて病気になるわけです。ガンもその流れの典型なのです。

もうひとつ、無理して生きる生き方の、いきつくところは、血流障害による低体温とともに白血球の顆粒球が増えてくるということです。

無理をする生き方には、守る細胞が必要だ、ということで白血球がどんどん増えてきます。白血球が増えるというのも、交感神経緊張と同じように、「循環量を増やす」という点で、体のひとつの対応なんですけれども、行き過ぎたときに害が出てきます。

血流障害は、低体温で顔色が悪いという害ですけれども、白血球が増える害は、細菌を処理する顆粒球の増加、という形をとります。白血球には、細菌を処理する力の強い「顆粒球」と、小さな異物を免疫で処理する「リンパ球」があって、この二つのバランスが六〇パーセント対四〇パーセントの比率で体を守っています。

顆粒球のほうは、交感神経の支配を受けて数が増えるようになっています。免疫を高めたり、あるいはガン細胞を攻撃したりするリンパ球のほうは副交感神経の支配で数が増えるようになっています。するとさきほど申し上げたように、すごい頑張り屋さんが、無理して無理して生きる、ということになりますと、血流障害とともに顆粒球過剰、という免疫低下が起こってくるわけです。

これは私たちが、約一〇年前にみつけました、「白血球の自律神経支配」という法則ですが、「細菌を処理するために大事な顆粒球も、いったん限度を超えて増えすぎると、私たちに害を及ぼすようになってくる」ということなのです。

顆粒球というのは骨髄でつくられて、末梢血に出て、常在細菌が住みついている、腸の粘膜、あるいは皮膚の毛根細胞のあたりで一生を終えるのですけれども、この流れがうんと強くなりますと常在細菌と反応して炎症を起こす活性酸素で、上皮とか分泌腺細胞を破壊するということが起こるわけです。

発ガンまでの流れ

私たちが日常的に頑張って、顆粒球の害が一番出るのは、歯周病や痔です。すごく歯茎の色が悪くて、歯と歯の隙間があいてきてガタガタしてくるような歯周病はモーレツサラリーマンの病気ですね。あと、痔は怒りっぽい人です。しょっちゅう怒っているような人は必ず痔を持っています。

「怒る」ということも交感神経緊張ですから、顆粒球が増えて、お尻がじゅくじゅくしてうんと悪化すると膿が噴き出す。顆粒球は膿をつくる細胞ですから、最終的に粘膜の破壊とともに膿ができます。それがいろんな場所で起こって、胃潰瘍だとか、潰瘍性大腸炎、あるいはクローン病などの病気を作るのですが、こういうことが長年にわたって続いたとき、あるいは激しい無理の場合は半年とか、一年でも発症するのですが、ついには発ガンにつながるのです。

私たちの腸の上皮とか、それに付随した分泌腺細胞は、いつも再生していて、多少壊れても、新しく置き換えるという力を持っています。ただ、さきほど申し上げたような、ものすごいモーレツな生き方をする人や、いつも怒ってばかりいる人、あるいは女性に多いのですが、いつも悩みを抱えて、苦悩したり、心の抑圧がある人は、交感神経の緊張をもたらします。

私たちは不安になりますと、心臓がだくだくしたり、血圧も一八〇位まであがったりしますね。職場で忙しい、さらに上司との関係がうまくいかない、というような精神的・肉体的な無理がたたったときにも、顆粒球が増えて、血流障害とともに粘膜・上皮を破壊します。分泌腺を破壊するわけですね。

みなさんご存知のように、ガンというのは、発症する部位が再生上皮、あるいは再生分泌腺からですね。だから、上皮ガン・腺ガン、そういう形をとって現われてきます。だから、無理して・頑張りすぎの世界、というのが発ガンの流れなのです。

たまに、無理とは関係なく発ガンする場合もあります。すごく強いアルコールの好きな人が、たとえば泡盛やウイスキーをストレートでぐいぐい飲んだりするのも、粘膜破壊です。これは、食道がんなどの発症の原因になります。しかしやはり、生き方の無理が粘膜を破壊するというのが日常的な発ガンの原因ということになります。

ガンになりやすい人は？

それでいざ、発ガンしたときに、いまの医学は「遺伝子異常」ではないかという気持ちが背景にあります。実際、ガンと関係する、オンコジーン、というガン遺伝子も見つかっています。

ガン遺伝子の研究が進んだら、ガン遺伝子の前駆体、いわゆるプロト・オンコジーンといわれるものは、正常の細胞が増殖をするのにつかった、増殖関連遺伝子だったんですね。この増殖関連遺伝子は、上皮を再生させたり、付随する分泌腺を再生するために使われている遺伝子なんですけれども、たくさん使われ過ぎますと、上流にある抑制遺伝子が働かなくなって、発ガンするわけです。

だから私たちの体には、いつもガン遺伝子が準備されているわけではなくて、過酷な生き方によって、増殖関連遺伝子に調整障害を起こしたものがガン遺伝子になる、という考え方が必要になります。

では、無理する生き方にどういう特徴があるかといいますと、とくに肉体的に頑張る流れの人に、一番多いのは、長時間労働、あとは夜更かしで仕事をする人たちです。

本来、夜の世界は、副交感神経が働いて緊張がとれて、血圧も血糖値も下がり、静脈がきてゆったりするときなのです。だから、あまり朝も早くないし、無理もしていないような女性が、どうして乳ガンとか子宮ガンになるのかといいますと、夜更かしをしていることがあります。夜更かしというのは、すごいストレスになるんですね。

だから私たちは日中よく働いた場合は、働けば働くほど、休息が大切になります。それを無視して長時間労働を続けるとか、夜、寝静まってから仕事を続けるというのは、交感神経緊張の状態なんですね。

現在、日本の社会というのは、生きかた自体は穏やかになっているんですけれども、人間関係の付き合い方が希薄になっているので、すごく気持ちの合わない人と軋轢《あつれき》をおこしてしまって、いわゆる人間関係で苦しむということが多くなっています。

職場で苦しむ、結婚してからなかなかお互いの気持ちが合わないで苦しむとか、あるいは、旦那さんのご両親と合わないとか、独特の人間関係で苦悩して、交感神経緊張の状態に入る人もいます。

あとは、交感神経緊張に入るのは「冷え」の場合ですね。

昔でしたら、冬に寒くてスキマ風が入る家、あるいは薪ストーブで、顔とお腹は暑いけれども、背中は寒いという――これは実際、かなり交感神経緊張状態で、昔は重労働とあいまって、冬の寒さで体を壊して、心筋梗塞、脳卒中という流れで発ガンする人も多かったんです。

ところが今は、夏の冷房です。これで交感神経緊張になり、とくに女性の場合は、乳房が突出しているので、体が冷えたときに最初に乳房に「冷え」が強く出ます。だから、冷房と乳ガンというかたちで、発症している人は多いわけです。「冷え」と、心理的な無理、体の無理が加わって発ガンする人も多いわけですね。

男性の発ガンの流れは、やはり頑張り屋さんです。努力する人ですね。

努力する生き方というのは、いろんな形でひずみが来ます。まず私たちの食べる世界も、リラックスする副交感神経の領域で行われていて、消化活動も副交感神経支配ですけれども、無理をする人というのは、このリラックスに使う時間をなるべく少なくする傾向にあるので、食事時間が短くなる、ということなんですね。

お箸を持っていたと思ったら、もうお昼ご飯を食べ終わっていた、という人がいるでしょう。すごく無理をする人というのは食べるのが早いですね。そうするとどういうことが起こるかといいますと、短い時間で頑張るエネルギーを確保しないといけないものですから、野菜とかエネルギーの足しになりにくいものは、避けてしまうのです。

飾りについた、葉っぱひとつでも選り分けて食べない、満足感の強い脂身の多い肉、あるいは油で揚げたもの、焼肉やカツカレーが大好きでしょう？　そういう満足いくようなものでお腹を満たして、遅く帰りバタン・キューと眠る、というような独特の生活に入っているひとが多いわけです。

だから玄米菜食というのは、この逆の流れです。玄米は、とても固くて、よく噛まなければ消化できませんし、野菜の食物繊維というのもほとんどが不透過多糖で、私たちはほとんど消化吸収ができず、ものすごく腸で消化吸収に手間取るのです。

そうすると、何が起こるかといいますと、興奮の世界から、副交感神経優位のリラックスの体調になります。実際おだやかな生き方をしている人は、野菜が好きだったり、五穀米入りのご飯が好きだったりします。あとは食事時間も長くなりますね。リラックスのことに時間を使うわけですから。のんびりやっている人は、三〇分たっても、五〇分たっても箸を置かないですね。

発ガン部位は負担がかかった場所に

それぐらい私たちの生き方は、みな自律神経のレベルで固定されています。

それで私たちの発ガンの原因が、無理、無理、無理、と続いて起こったときに、どういう形でガンの部位が決定されているかというと、やはり、一番負担のかかった場所が発ガンするんですね。

プロ野球の王貞治監督のように、世界野球にも行って、真面目で、日本の期待を背負うということになりますと、すごく胃に負担がかかります。実際、私たちも心配事がありますと、胃の調子が悪くなります。これは、血流障害と顆粒球増加による粘膜の破壊が起こっているわけですね。

ですから、胃ガンになるようなときはみなものすごく、無理とともに心理的なストレスが加わっています。肺ガンの場合は、やはり、「胸がふさがる」という思いですね。私たちはつらいことがあると、猫背になって胸郭を圧迫するような姿勢をとります。だから、胸がふさがる。そのときに肺に血流障害が集中して起こって、組織が壊れて肺ガンになる。あるいは書き物などを熱心にやる人も、背中を丸めて肺ガンになる場合もあります。

大腸ガンの場合は、やはり圧倒的に、交感神経緊張です。交感神経が緊張すると消化管活動を抑制しますから、便秘して腐敗するんですね。そして粘膜を破壊するニトロソアミンという物質が出て、大腸を破壊して、ついには大腸ガンになってしまいます。

乳ガンの場合は、冷えです。心配事をして体が冷えたときにやられてしまうわけですね。

前立腺ガンの場合は、無理して起きる人もいますけれども、ラクをして起こる人も混じっています。楽の極限ということも、あまり体を動かさないことによる血流障害が起こります。たとえば重役の椅子にずっと座ったままで、新聞も持って来い、お茶も持って来い、と滅多なことで動かない人は、腰を動かす機会が滅多にない。でもおいしいご馳走だけは食べて、腰回りに肉がついて、ますます血流障害が起こる。こんなラクしていて起こる血流障害の場合、前立腺肥大や前立腺ガンになることが多いですね。

ですからみんな、私たちのガンの部位は、負担がかかった場所に発ガンしているということなんです。

ガンを治す四か条

私は「ガンを治す四か条」というのを提唱しているんですが、基本的には、無理な生き方・苦悩する生き方から脱却しないと、顆粒球を減らして、リンパ球を増やして、ガンを攻撃する流れができてこないですね。

一つ目は「生活パターンを見直す」です。

だから生き方を変えないでガンを治そうというのは無理な話です。とくに頑張り屋さんというのは、ガンになってからでも頑張ってしまうのですね。

ガンの人の手記とか本を読みますと、たとえば女優の絵門ゆう子さんは、ガンになったあともすごく頑張っているんですよ。それでなくても頑張り屋さんなのに、ガンになったら、このガンの苦しみ、心の機微を読者に伝えなくっちゃ、と毎晩二時や三時まで執筆活動をはじめたんですね。それは、また交感神経緊張状態でしょう。その本には旦那さんの言葉が載っていましたが、「ガンで死ぬよりも過労死で死ぬ確率のほうが高いんじゃないの」ってついつい言ったというぐらい、頑張り屋さんは頑張り続ける傾向があるんですね。

だから、確かに頑張るということは、大事を成すということでは大切なのですが、やはり、我が身を振り返って守らなければならない。とくに、ガンにまだなっていない人は身を守らないといけないし、ガンになった人も、これをきっかけに体をいたわる流れをつくっていけば、ガンの自然退縮につながっていきます。

二番目は、「ガンの恐怖から逃れる」ということです。

迷って迷って治った、という感じのひとはあまりないですね。さきほど申し上げました寺山さんも、あそこまでニコニコできるものか、とびっくりするぐらい、恐怖や怯えとは縁のない世界です。やはり、みんなそうやって治っていく。迷って怯えて、自律神経レベルを交感神経から副交感神経にするというのは無理なんです。

でもそのときに、「こんな病気になったのに、迷わないっていうのはできるのか」と言われたら、やはり、生き方を変えるきっかけになったという、ありがたいもの、という感謝の流れに入っている人が多いです。

だから、ガンを悪者扱いするということではなくて、むしろ、「私自身が無理してたんだからごめんなさい」って謝ったり、「生き方を変えるきっかけになってくれてありがとう」というぐらい、もっといい心境は、「せっかく出てきてくれたんだから二、三年はいて」って（笑）いう、そのぐらいの心境になるとやはりあせりは、なくなりますよね。

人間というのは、三八億年もかけて進化したレベルですから、私たちはまだいま知らないですけれども、ガンになるのも、なにか必要があって出てきていると思うんですね。

ガンの細胞というのは見た目がとてもきたなくて、汚れた感じなので、「老廃物や体のつらさを一手に引き受けて、守っている世界じゃないか」ということを弘前大学の佐藤先生というお医者さんが英語の論文で書いて発表しています。だから、うかつに切り取ったり、小さくしたりするのは失礼なんじゃないかと…（笑）。

三番目は、「つらくて消耗するような治療は受けない」ということなんですね。ためしに受けてもいいんですが、やはりつらかったらやめておく、ということですね。なぜかといいますと、体に悪いことをやって治る病気ってありそうもないですから。

髪の毛が抜けたり、食事が取れなくなったりして、これで「いい方向に行っている」と考えるのは、私はある意味、「勘が悪い」と思うんですね。

だから川竹さんが「勘の悪い患者と勘の悪い医者の妙なコンビができている」と言っていらっしゃいますが、やはり、体に悪いことをやって病気が治る、というのは、そろそろ止めにしたほうがいいと思います。

だけど、本当に迷ったら、試しにやってみるのもいいですよ。人間って痛い目にあわないと分からないこともありますしね（笑）。

冷静に、ガン治療が免疫系に対してどれだけ不利があるかを研究した「マガラの法則」というものがあるのですが、それを見ると免疫系に対して、あるいは生きる力に対して一番害になるのは放射線ですね。放射線が一番害になっています。二番目は抗ガン剤です。ただ、どうして、試しにやってみるのもいいという、冗談っぽいことを言ったかというと、意外と、体に悪いことも短い間だったらプラスになるんですね。

たとえばみなさんもご存知ですが、東洋医学で使われている治療法は漢方薬や鍼灸です。漢方薬は苦くて、黒くて毒っぽいでしょう。小さい毒です。針だったら、刺さると痛いでしょう。お灸になると、皮膚の上で火事を起こすわけですから、もっと嫌なものですね。じつは嫌なものを少量取ると、私たちは体を守ろうとして、血流を増やしたり、便秘を解消したりする「副交感反射」が起こるんですね。ですから、間違って抗ガン剤やったり、放射線やったりして、途中で止めた人は、その刺激を糧にしてすごくよくなる場合もあります。だから、間違って受けた人もあまりガッカリすることはないですよ。ただ、やたらに熱心に、最後までやり続けないように、ということなんです。

リンパ球を効果的に働かせる

四番目は、リンパ球を増やすのは、副交感神経優位の状態ですが、「交感神経緊張から副交感神経にいかにもっていくか」ということなのです。

リンパ球がなかなか増えてこない人たちもいます。とくにやせた人たちは、なかなかリンパ球が増えてきません。そういう場合、少数のリンパ球で働いてもらわないといけません。だから、温めるんですね。

じつは、昭和三五年あたりから四五年あたりにかけて、感染症などを起こして熱を出したら、ガンが消えた、という研究があったんですね。昭和三五年といいますと、ちょうど戦争に負けて、だんだん落ち着いてきて日本も冷静にいろんな研究ができるようになった頃ですけれども、その研究の初めのころに、「ガンは発熱すると、自然退縮を頻繁に起こす」というものがあったんです。

その中心にあったひとが、金沢大学のがん研究所の所長の岡本肇先生なのですが、彼は溶連菌の感染で、すごい腫れ物ができたり、面疔《めんちょう》ができるとガンが治っている症例を十数例も集めて、学会で、「熱」というものがガンの治療にすごく大切なことを報告しました。

そのころはまだ、熱とリンパ球の働きと直結することはなかったのですが、いま思えば、リンパ球が働く条件は、やはり発熱なんですね。風邪をひいて熱が出るのも、風邪ウィルスと闘うリンパ球が働けるよう最良の条件を求めて、私たちは発熱しているわけです。ですからガンを自然退縮に持ち込むことは、体を温めることなんですね。いまだったら、湯たんぽとか、お風呂、温熱器、岩盤浴などたくさん便利なものを利用できますから、とにかく温める。

昭和四〇年代の研究の成果はいまでも、残っておりまして、溶連菌製剤を無毒化して投与すると、発熱が起こるのは、ピシバニールと呼ばれて、いまでも使われているんですね。その流れで、起こったのが結核菌製剤です。大阪大学の山村雄一教授とか日本医科大学の丸山ワクチンの丸山千里先生ですね。

しかしこういう発熱を起こす物質も、だんだん四〇年ぐらいたちますと、現場の先生たちが「発熱」ということを忘れてしまって、いまは熱が出るから、解熱剤と一緒に使っているらしいです。何年もたつとはじめの目的が忘れさられてしまって、ただ、抗ガン剤のひとつだといって、漠然と使われたりするんですね。

あとはリンパ球の働く条件、つまり副交感神経を優位にするには食べ物ですね。いかに消化管を長く働かすか、便の量をふやして、腐敗臭のない便を出すかということです。これにはやはり「玄米・菜食」はいいですね。ただ、玄米のぬかには毒も含まれていますので、一〇人か二〇人にひとりぐらいは、吐き気がして、下痢になって食べられない人もいます。そういう人は、別の五穀米や、お米に一つ二つ、加えたものを食べます。

目的は食物繊維の豊富なものを採ることです。さらに海草、野菜、きのこなどを食べて、便の量を増やすことですね。便の量を増やしている食物繊維は、腸内細菌の培地になります。またそれで便の量が増えてくると、腐敗臭がなくなります。pH7が中性ですけれども、腐敗臭のない便はpH6・5ぐらいまで下がっています。

肉が大好きで野菜が嫌い、という無理して生きている人の便は、アルカリ性になって、pH7・5から8ぐらいまで上がり、これは臭くて、後でトイレに行くのが容易でないくらいの腐敗臭がします。

こうやって積極的に、免疫をたかめて、ガンを自然退縮に持ち込まないといけません。

ガンの自然退縮の特徴

ガンの自然退縮のときに何が起こるかといいますと、ガンが死ぬときに、腫瘍マーカーが上がるんですね。

腫瘍マーカーはガン細胞の抱えている、膜とか細胞質の構成成分ですから、ガンが死ぬときに腫瘍マーカーが上がるときがあります。ですから体調さえ良ければ、腫瘍マーカーが上がると、喜ぶぐらいの感覚でないといけません。

あとCTなどで検査して、ガンのサイズが急に大きくなって、びっくりすることがあります。このときはガンの中が壊死して治っている、ということも、長崎の田嶋先生が症例を報告していらっしゃいます。見かけが大きくなって、中が壊死する、繊維が強いときはそのまま空洞化して治るし、弱いときはそのあとで潰れるという形をとるんです。だからあんまり、腫瘍マーカーが上がったり、ガンのサイズが大きくなったといって怯《おび》えて、せっかく体にいいことやって、さらに体調もいいのに、また体を痛める治療に引き込まれる人も多いです。そこは注意をしたほうがいいですね。

あと京都研究所の福田先生は、転移したあとに、いい結果が出るという症例をいっぱいもっていらっしゃいます。やはりリンパ球が働き出すと、原発層は悲鳴をあげて、ガンが散らばっていくんですね。そして散らばった後にすっと消えていく。意外と、肺転移、肝転移、骨髄転移した後に消えていることがある。転移をあまり気にすることはないですね。

あともうひとつ、治るときに通る、知っておかないといけないことがあります。温めて温めて、あるところまでは、外から熱を加えて体温を上げているんですけれども、さらにすすむと自分の力で体温を上げる反応が起こりだす人が結構います。それが、腫瘍熱とか房腫瘍症候群、と言われています。実は、そのときにリンパ球が最高の働きを示すわけです。

ただ、そのときの発熱の注意というのは、熱は副交感神経優位の極限で起こるために、熱が出たときにとても、だるいんですね。痛みも出ます。そうなると体もだるく、痛みも出るとなると、また悪くなったんじゃないかと思って、やはりせっかく体にいいことを続けてきた人も、また慌《あわ》てて抗ガン剤に引き込まれる、という流れもあるので、発熱もプラスになるということを知っておく必要があると思いますね。

時代とともに変わる治癒

これまでも、ぽつぽつと自然退縮の症例は昔からあったのですが、いまは、一番自然退縮になれる時代になりました。病気というものは時代とともに変わるんです。

昔は、感染症が多かったですね。すぐ、盲腸だとか肺炎を起こしたとか、あるいは子どもたちが副鼻腔炎を起こして青洟《あおばな》を垂らしたり、耳垂《みみだ》れが出る中耳炎という、化膿性の病気が多かったんです。

それはなにかといいますと、いわゆる顆粒球の過剰反応なんですね。昔は、重労働に寒さ、さらに食べ物がひもじくて、常に交感神経緊張なわけです。そうすると顆粒球が増えて常在菌と反応して、すぐ化膿性の炎症を起こします。日常的に青洟を垂らすという独特の病気の種類に偏るんですね。いまはそういう感染症の流れで苦しむ人はすごく少ない。青洟垂らす子どもなんて、見つけたらぜひ教えて欲しいぐらい、いません。ここ三〇年みたことがないですね。

それぐらい、私たちは時代とともに、自律神経レベルも偏ってくるんですね。過酷な時代から、いまはラクな時代です。そうすると今度は子どもたちはリンパ球過剰のアレルギーの病気に移りました。いま都会の小学生の三人にひとりは、アトピー性皮膚炎、気管支喘息、通年性鼻アレルギーですね。

　みんなリンパ球が増えすぎた過敏な世界で苦しんでいるんです。風邪をひいて高熱をやたらに出す子も多いでしょう。あれもリンパ球過剰です。普通だったら、三八度、九度の熱なんですが、リンパ球過剰だったらやたらに高熱になってしまう。そういう子どものノドを見ますと、リンパ球の組織である扁桃が腫れあがって、はちきれんばかりです。

ガンが脱却できる時代

　時代とともに病気は変わります。過酷な時代から今はラクな時代。するとガンの治り方も全然違ってきています。

　昔は働きずくめで、とくに農作業をやって生計を立てている産業に従事する人が多かったですね。田植えをしたり、草取りをしたり。だからお年寄りは、みな腰が九〇度に曲がるほど過酷な生き方をしている人が多い。だから発ガンする流れも、もう体に余力が残っていない、ということが多かったのです。実際、昭和三〇年代、四〇年代にガン検診が始まって、見つかっても、もうあっという間に死んでしまった、ということも多かったのです。

いまの国立がんセンターとか大学病院の腫瘍に携わる医者は、そういった昔の時代の、過酷な時代のガンのイメージを、いまでも引きずっているんですね。たしかにいまの時代も、競争社会ですから、残業などの重労働もありますし、人間関係のストレスもあるし、あと穏やかな生き方のひとは、いろんなストレスにかえって過敏になるんで、傷つきやすいという弱点もあります。

しかし、いまの時代は、同じ交感神経緊張によって発ガンしても「気づき」によって脱却しやすい時代なんですね。

おいしい玄米も野菜も海草もスーパーに行けばいくらでも売っている時代です。モズクでもメカブでも、あれ春先に採れるはずなのに、なんであるんだっけ、て思うくらい、いつでもあります。秋に採れるはずのきのこも、年中あります。体にいいことをやる条件はととのっているわけです。そして家の中は暖かいですね。お風呂に入って温めることもできる。昔だったら、自宅にお風呂があるところは少なかった。私の故郷の竜飛岬は、五〇軒に一軒ぐらいでした。そのぐらい、いまは、やろうと思えば、体をいたわるのが容易にできる時代なのです。そこを勘違いしては駄目なんです。時代は変わっているのだと。

しかし、ガンの患者さんも、腫瘍に携わっているガンを専門にするお医者さんも、そういう基本的なことを理解していなくて、まだ、過去を引きずっていて、「ガンは怖い怖い」って言っているんです。

いま実際に、川竹さんのガン患者の会や、名古屋の中山武さん（いずみの会会長）のガン患者の会などありますが、中山さんなんて、「ガンって滅多なことで死ななくってね」とそういうレベルですからね。

だから体にいいことをすれば、みんな進行も大きくなるのも止まるし、気長に待っていれば自然退縮というのは、もう日常的に、あり得る時代なのです。そこのところを理解しないと駄目だと思うのです。

だいたい、間違った治療に入る人は生き方も他人任せの人が多いですね。言われたことをなんでもハイハイと言ってやってきた人は、お医者さんに抗ガン剤やれ、って言われたら相変わらずハイハイと言って何でも言われたとおりです。

あと、もうひとつはインテリの人。進化した現代医学を真に受けて、やはりハイハイって言うわけです。また芸能界なんかで有名な人は、ステイタスが高くなってしまうでしょう。そうなると抗ガン剤をいっぱい使う有名ながんセンターなんか勧められてしまうんですね。プライドが許さないから、なかなか逃げてこれなくて、早めに死んでいる人が多いですね。

だから私たちは、寺山さんの言われるように、感性を働かせることが大切です。病気になった自分の生き方で治るためには、体をいたわりながら、野性の動物の勘を呼び戻して自分で考えることですね。

たしかに体にいいことをやる、とひとくちに言っても、微妙に合う合わないがあります。玄米ひとつとっても、本当に食べられない人もいますから。だから、サプリメントも、ある人は、救世主みたいに誉める人もいますし、さっぱり効かないひともいます。だから自分自身で身をもって体験して、勘を働かさないといけません。そして、最後に一番力になるのは、ガンから脱却した人、治った人に会って、元気な声を聞くことです。それは励みになりますね。

私たちはガンでもどんな病気でも、全然理由もなく、発症することはありません。だから自分は、「ああ、こうやってガンになった」というのが分かると、生き方を変える力にも、いたわる力にもなります。そうして脱却して、たとえば百年か二百年後には、「数百年前には医療の世界で、ガンの治療に抗ガン剤を使ったことあったんだって」と言われるような、そういうのになればいいんじゃないかな、と思っております。（了）

第二部

自然治癒力の活性
——韓国の自然療法

奇　埈成

＊本稿は二〇〇六年一二月に日本で行われました講演の記録に加筆修正したものです。

今日は、東洋伝来の自然健康法について、話したいと思います。健康法を話す前に、歴史に対する私の見方といいましょうか、あるいは文明に対する私の考えというものを、少し話したいと思います。

歴史の大波に翻弄される

私は若いとき、社会改革のため身命を賭してきました。その間、いろいろと個人的に波乱の多い生涯を生きてきました。私の幼い時は日本の占領時代で、一七、八の時から私は、日本人から不逞《ふてい》鮮人としてにらまれ、いろいろと弾圧を受けてきました。そのころの独立運動家はみな、不逞鮮人と言われたのです。

不逞鮮人というのは、日帝の立場で逞（たくま）しからざる朝鮮人だ、ということですが、私は何も、朝鮮の独立運動とか大げさな事ではなく、ただ日本の暴政に反対し、朝鮮自身の精神とか、朝鮮の文化を守ろうとするぐらいのことで弾圧され、いじめられました。

その時代は日本語を国語常用として、朝鮮人が朝鮮語を話しても非国民として罰せられ、種々不利益をこうむるきびしい時代でした。私の若い時代というのはそのようなものでした。一八歳の時、読書会を組織したかどによって、特高警察にひっぱられ、六カ月間ぐらい牢屋に入れられ、拷問も受けました。それをきっかけに、その後も全部で合わせて一一回ぐらい――それは終戦後も続くのですけれど、総計一二年間ぐらいの青春期を牢屋でくらしました。

戦前の日本とか、その次の李承晩政権、また次の朴正煕軍事政権と、そのときどきの為政者たちから私は迫害を受けました。その時の私は不義とは妥協できない性格で、いつもそうした権力に抵抗し、社会を改革するために努力をしたのです。

その結果、いつも歴史の大波に翻弄され続け、多くの犠牲を被りました。しかし、民衆の志向する社会変革は、少しも成功しなかったのです。私自身が歴史に何か寄与したかといえば、何も寄与できなかったと思っています。

朴正煕政権の軍事革命裁判所では、彼らと争った事もないのに、遡及法を適用され国家反逆罪で、死刑を求刑され、その結果、一五年の禁固刑を受けまして、結局八年間独房で牢屋生活をして、一九六八年に出所しました。そういういきさつから、私のいつも社会権威に歯向かい、許しがたい不義とは妥協しない性格が生まれたのです。

極限のなかの生命

社会は変革できず、私は迫害のなかで犠牲にされ続けました。そういった半生を生きてきて、私は考えるようになりました。歴史と社会は、私に何を要求しているのだろうかと。圧制者に正面から歯向かっても、私自身と私の家族がいつも、いじめられ通しだったということも思い続けました。私自身が権力の被害者だったから、「いつか、懲らしめてやる」と権力者を憎みましたが、考えつづけるうちに「彼らも精神的な被害者であり、立場が逆転して仇討ちをすれば、自分もまた権力者と同じになる」と気づき、私にできることは何か、と、ひとり独房のなかで考えはじめました。

そんなときに、ある夜中、物音がするので床板のふし穴からのぞいてみると、小さなネズミがいました。生きている生命に出会えたことが本当にうれしくて、それからはネズミの来訪を待ちわび、粗末な監獄の食事を取り残して分け与えました。ネズミもそれに応えて、毎晩やってくるようになりました。生きて動いているその小さないのちが本当にまぶしく、いとおしくて、「ネズミよ、おまえは自由の身になって子孫をたくさん増やすんだよ」と語りかけました。

またある時は、鳥が運んできたのか、独房の窓辺にスイカの種が芽を出していました。そして誰も手をかけないのに、やがて花が咲き、蜂がきて受粉し、実をふくらませていくドラマを飽かずに眺めました。いのちの驚異、あらゆる生命はつながっているという畏敬の念にうたれました。

その時に、「いのちあるものは、いのちのつながりの中でしか、生きられない」ということに気がつきました。独房という極限的な環境では、自分のいのちに呼応させる他のいのちが何もないから、自分が生きていることすら確かめられない、ということを、ネズミやスイカによって教えてもらいました。

その時は牢屋のなかでしたが、これからは、健康問題をやろうと考えました。健康問題はだれにも通ずる、だれにとっても必要でいいことだ、と思ったんですね。

だから一九六八年に最後の長い八年間の牢屋生活を終えて出てきた時、社会を変革するよりも、まず自分自身を変革せねばならないということを考えました。そして社会に適応しながら、社会と戦う前に、まず社会が何を必要としているかを考えて、健康法の研究をはじめました。

人間の身体を健康に改革する方法を探してみたら、東洋古来の養生法がありました。私たちには、過去のものから学び発展させていくべきいい健康法がある、ということを感じて、それで私は自然医療を研究することになりました。

逆境と霊性

私の過去の体験を聞いたある女性の作家が、私にこんなことを言っていました。「先生の過去の半生を聞いてみると、二つの選択しかなかったと感じました。一つは殉教者になるか、それとも背教者になるか、死ねば殉教者だし、生き残れば、自分の主義を捨てた背教者になってしまう。先生の話を聞けば、いつも妥協しなかったところから殉教者のようでもあるが、生き残っているところを見ると殉教者ではないし、そうかと言って背教者とも言えない。第三の座標を発見した人だ。それは先生にとっては自然健康法で、先生はそれを持ってこの社会に何か寄与したことで、第三の座標を見つけた人だと言える。これは人類の将来において示唆することが多い。だれもが目指す健康法の問題こそ、公害の中で沈没しかけている現代文明の大きな宿題とも言える」とそういうことを私に言いました。

私は過去において、十何回ぐらい死の直前までつめられ、また処刑寸前で奇跡的に救われたことも四度もあり、やっと生きのびてきました。その時々に私は、何か大きな守護霊というものがいつも私を守ってくれる、と感じました。何か大きな目に見えない力が私を守ってくれた。だからいつも、逆境に入った後では、それを契機にして、新しい人生がまた開けてきました。

私の若いときは、無神論的な唯物論者でした。唯物弁証法というのは歴史を見るのにも、また世界を見るにも、すばらしい物差だから、その眼鏡を通して世界を見れば、あらゆる事象を明快に解釈できるという唯物論的な認識の立場でした。しかしその後、先程お話ししました私の奇遇な生い立ちの生活の中で、何かいつも大きな目に見えない力が、私に作用し守ってくれているということに気づきました。

一九五三年、朝鮮戦争の時、私が生家に奇跡的に帰れた時に、故郷の人達が「君が生きて帰ってこられたのは、君のお母さんのおかげだ。どうしてかと言えば、君のいない何年かの間、君のお母さんは毎晩厳寒中にも一度も欠かさず、清水で身を清めて千日祈祷の念仏をして君を守った。そのおかげだろう」と。私はその話を聞き、ああ、こういう私を想ってくれるお母さんの力が働いた。それで何か大きな目に見えない力が働いて、私を守ってくれたと感じました。

私の父も若い時、独立運動をしていましたし、私は幼い時から日本の暴政のもとで育ったことから、日本をとても憎んでいました。心から容赦できない、抑えきれない、そういう敵愾心《てきがいしん》をもちながら生きてきました。だから今までは、日本に対していつも壁を持ち、私自身の心の中に壁がありました。だれも容赦できない。私は日本を全然赦すことができませんでした。

今では民主化とかいろいろ言われていますけれど、過去において私と一緒にいた人達は、生き残ったものはあまりおりません。私の歳で、私と一緒にいた人で一〇人のうち九人ぐらいはみんな死に絶えてしまいました。自然死というよりも戦争など非命の死に方です。

私は一〇人のうち生き残った、一人になってしまいました。そう考えてみれば、日本の侵略はまだ終ってない、それがいまでも続いていると思っています。民族の分断という問題、それもみんな日本が蒔《ま》いた種によって、今まで苦しめられているという点から、私の世代が経験してきたことから日本を絶対に赦すことができなかったのです。

博愛の文明観

日本は今、経済力では世界の超強大国になりました。

現代文明の危機の本質というものは、物質は豊かになったが、精神の劣った時代にいることから来たものだと考えます。だから現代人は昔の人に比べて霊性が劣弱になっています。古代人の中での、優越な人格者のような意気軒昂たる、生死を超越した霊性の高揚を見ることができない。特に日本は今、物質的には世界で、最も豊かになったけれど、霊性は最も堕ちた時代にいると私は考えます。

日本と韓国は同じ文化圏であり、血を分けた兄弟であるわけです。文化的な面では、韓国は本家であり日本は朝鮮半島の渡来人が立てた分家に当たると思います。ただ自分のルーツを台無しにしたり、自分の兄弟を今まで裏切ったり、そういう態度を持つ日本を絶対に赦すことができない、という民族感情を持っていました。

しかし、これを私は、私自身の経験から、大きな摂理というものを感じはじめました。何か目に見えない計り知れない摂理が、ここにも作用しているのではないかと考えはじめたのです。日本が韓国を侵略したのも、何かの未来の世界を築くため、韓民族の魂をみがくため、こういう日本の侵略ということが必要じゃなかったのか。私たちが未来をめざす使命を目覚めさせるために、仕組まれたことではなかったかと。

だから私は、過去の問題にこだわるよりも、みな未来をめざす、その視点から、不義とは妥協しないが、いつも反抗一点張りの性格から、今、あらゆるものを愛する立場になろうと、そういう肯定的な見方をして、悪いものでも何かそれだけの言い分があり、それだけの理由があるんじゃないかと、それに対して理解してみようと、そんなふうに私は考えるようになったのです。

今の韓国の若者をみると、彼等に何もしてあげられないことが、とても耐えられないのです。そういうところから、心の改革を、私はどうしたらしてあげることができるか、ということを、今考えています。

これから韓国の将来は、めざましく発展するだろうと思っています。

私は今、こう言っているんです。韓国人であることを誇りに思え、東洋人であることを誇りに思え。私は新聞紙上のコラムに、いつもそういうことを書いていました。東洋人であることを誇れ。西洋の文明は今没落している。白人の支配していた文明の存在様式は、今限界に至っている。これからそれを建て直すのは白人じゃなくて黄色人種だ。東洋人の文明が、人を愛したり、弱肉強食じゃなくて、お互いに人を助け合いながら生きていく、そういう新文明の時代が開けてくるよ、と。

心と身体の密接な関係

今、私が考えていることは、身体を改革することは、ある程度まで、自分の考えたとおり成功したと思っています。多くの韓国の有名な人も私の指導によって健康を取り戻して、そしてそのために、いま私は、ある程度健康の方面で寄与していることを認められています。しかし、これからのさらなる課題として、身体の改革以上に心の改革を問題に考えています。

人は心を改革しなければ体の健康はもちろん、世界平和の問題など、いろいろな問題も解決できないのではないかと思います。そういう点では私は皆さんと同じく、何か肯定的な考え方、だれかを愛するという考え方、人に何かをつくすという考え方を私も実践し、人にもそうさせる事ができるなら、これからの新しい世界はすばらしくなるんじゃないかと思います。

韓国で今、私のもとには、肝臓ガンとか肺ガンとか多くの患者がいるのですが、何人もの末期のガン患者たちが、私の指導で生きながらえ、治っています。

私は医者ではないので、医者のするような治療はしませんが、アドバイスをしてあげるのです。生活を変えるとか、食べ物とか食べ方とか、また、考え方を変える、心の持ち方を変えるということを私は説明してあげます。

難病にかかっている人は、必ず身体の問題以上に、心に何かの欠点をもっています。とても我がままで、否定的で、自分勝手で、そういう人が自分の心を統制することができないところから、いろいろな難病にかかります。特にガンにかかる人などはそういう人が多いように思います。だから、そういう人の心を変えさせたいのです。心の持ち方が間違っていて、そのために病にかかっているのだから、これから人によいことをしてあげなさい。感謝の念をもって生活をし、人を赦しなさい――、と言ってあげるのです。そして生活を正して、自分で血を清める浄血法を教えてあげると、奇跡的にだんだん治ってきます。今、大手の会社の社長が二人、肝臓ガンで病院から見捨てられた人が、私の方法で治っています。

　私は今まで、赦すことができない激しい感情の性格だったけれど、だれでも赦すように努力しました。前は何か気に入らないことがあると、すぐにどなり散らしたりしていましたが、今はそんな性格からは立ち直ろう、肯定的に人に何かをしてあげることによって、自分を見直そうと、そういう気持ちで、まさに、いま私自身が実践しながら、そういうことを教えてあげるんです。

　人を憎むということは自分が苦しい、自分が醜くなる。私は、日本を憎むとか、日本に対して憤慨していたときに、私自身が苦しかった。軍事独裁政権に対しても、彼らが民主主義を不法に抹殺した仕打ちと悪業はゆるせないけれども、あれをただ悪いといって憎むだけでは、自分が苦しいのです。

「病気は教師」

私が教えている健康法であるプハンについて少しお話しします。プハンというのは日本にも昔からある「吸玉」のことです。私は、二〇歳前後にぜんそくや肋膜炎などにかかって、ずいぶん体をこわしたことがあるのです。その時、私はひどい偏食をしていて、さらに自分勝手で、我がまま一点張りで、そして薬も効かない。いつも何かを憎んだりする心があったので、胃潰瘍とか、関節炎とか、肋膜炎、いろいろな病気にかかっていたのですが、薬を飲んでも、全然効かなかったのです。

そんな時ある人から偶然に「吸玉」によって、ぜんそくを治したと聞き、その後、日本で皆さんも知っている通称、『赤本』といって『家庭における実際的看護の秘訣』という本があるでしょう。築田多吉さんという方が書いた本で、瘀血《おけつ》療法といって「吸玉」のことが紹介してありました。民間療法に、関心を持ちはじめていた私はこれを見て、これを実践し、自分で自分の体を治しました。

私は、「病気は、すなわち教師である」と考えます。病気があることは、何か自分の心の歪みを、正すために出された、自然のメッセージです。だから病気であることは、だれも他の人が責任を持つのでなくて、自分が自分の責任のもとに、治さなくてはならない。そういう考え方が、自然健康法の考え方です。だから病気になるのは、自分の生活の仕方が間違っている。食事の仕方が間違っている。そういうことを考えずに、ただ、治療の専門家は、医者だから、医者が病気を治してくれるという、そういう考え方はだめです。「一病息災」という言葉があるでしょう。一つの病を治すことによって、多くの災いを予防する、ということで「禍い転じて福となす」と、こう思っています。

だから、病気になる人は、病気になることで、何かを教えられる機会となり、自分が不幸になるときは、不幸になることによって、何か自分を考えさせ反省させられる機会なのです。「苦難によって魂がみがかれる」こういう考え方は「人智学」の考え方でもあり、『正食健康法』の桜沢如一先生の考え方にもありました。人は自然と一体になってはじめて、その命を完うすることができます。

あまりにも物質的にぜいたくな生活をすると、――たとえば、大病院の院長の息子とか、大臣の息子とか、財閥や大金持ちの息子たちは、みなまともな人間としては最も重要な部分である霊性とか感性、道徳的品性を磨く機会に欠けますので、不幸になる確率が大きいですね。あまり自分自身を、みがく機会を持たないからです。

人は不遇な立場とか、またそれを乗り越える機会があることによって、その人が人間として向上していくということが、私の生涯を通じて到達した考えです。だから私は自然健康法自体が、そういう立場からはじまるんだと、思っています。

今までの現代医学の立場は、自然秩序と人間を区別しています。病気は専門家が治すと言って、病気になることを少しも恥と思わない。これは間違いです。病気になるのは自分の責任だから、病気になった人は自分の恥と思わないといけない。何か自分が悪いことをしたのだから病気になったと思って、自分の悪いところを直すように努めるのが本当です。

血のきれいな人は病に冒されません。顔を見れば、その人の血が、今、きれいか、濁っているかすぐ判断できます。だから宿便の多い人とか、体に毒素の多い人は、血がよどんでいる。汚く見えることが多いのです。だから血をきれいにする第一の問題は、心の問題だと思います。だから心を感謝の心に変え、いつも人を愛する態度を持つ人は血がきれいになります。

その次は食事の仕方です。何を食べるかによって、血液の清浄さが左右されます。だから肉を食べたり、加工食品を食べたり、不自然なものを食べる人は、カロリーなどは取れたとしても、血は汚れる。だからなるべく自然の法則に則った食べ物、つまり「気」のある食べ物を食べるようにした方がよいのです。

大地には大地の気があり、海には海の気があります。カロリーだけ十分にあって「気」のないような加工食品などは食べないようにします。砂糖とか、缶詰類とか、そういうものはみな「気」のない食べ物です。

また、今の卵は無精卵が多い。養鶏場などで大量生産されている卵はほとんど無精卵です。雛が生まれない。カロリーでは無精卵でも有精卵でもあまり違いありませんが、生命のあるものとないものとは本質的な次元が違います。

ご飯でも、玄米と白米は、カロリー面では白米の方が消化率が高いのでカロリーは高くなっていますが、玄米は「気」のある食べ物で、白米は「気」のない食べ物です。だからガンを治す人には、私の思想では皆、玄米を食べさせることにする。玄米が口に合うようにまでなると病は治る。玄米を感謝の念を持って、食べるようになれば、必ず治ると教えてあげるんです。そのようになるためには、小食にしなければならない。おなかがいつも満腹状態では、食べ物のありがたさがわからないからです。

文明病は引き算して治す

これまでお話ししてきましたように、現代の病はすべてといっていいほど、過食、過労、過保護、環境汚染など、何かを加えたことによって、生じます。私の指導している方法は、「ネガティブ療法」という表現をしますが、ネガティブというのは、陰とか消極的とかいう意味です。現代医学の科学療法というのは、ポジティブです。すべて身体に何かを加えているのです。そして加えることによって、ますます文明病が増えているのです。

文明病は、身体の自由がきかなくなった退行性のものです。文明病というのは、自分の身体をかばい過ぎて過保護になったり、過食をしたり、過労したり、プラスが余って病気になる。摂りすぎた栄養は毒になり、いろいろな成人病を起こしています。逆に身体から、何かを減らす方法が「ネガティブ療法」です。断食や気功法も身体から減らしていく、一つの方法だと思います。身体の毒素を出して減らせば減らすほど、身体にいいものが入るようになっているのです。だから文明病は、加えて治すよりも減らして治す方法がよいのです。

今の若い者たちは、あまりにも過保護にされているので、自分勝手になりすぎています。日本でもそうでしょうが、韓国でも青少年の犯罪が、だんだん多くなってきています。その原因の一つは食事が堕落しているからです。

加工食品とか砂糖、ハンバーガー、インスタント食品のラーメンばかり食べていると根気がなくなり、それから衝動に弱くなる。偶発的な衝動に負けてしまって、自分自身を制御できなくなってしまいます。だから自分自身の身体と心を、自由自在に制御できる人は、絶対に病気にならない。私は、自分の思うがままに自分の人生を完成しようと思っています。

人は自分の心に、いろいろ邪な心とか、うまいものばかりたっぷり食べたいとか、官能に走って自分の好きなことをしたいとか、あまりにもわがままに、自分をそのように身をまかせた時に病気になり不幸のもとになります。
自分を制御できることは、あらゆる病気を治し、節制のある生活になると思っています。

プハン＝引き算健康法

「吸玉」というのは昔からのものですけれど、これを韓国ではプハンといっています。プハンは、コップ状の吸玉の内部を真空状態にして、皮膚の表面に吸着させるだけの簡単なものです。これは皮膚内部にびっしり隙間なく張り巡らされた毛細血管に作用して、血をきれいにする唯一の療法です。

プハンをしたかったら、ただのグラスでもその中を真空にすればよいだけで、簡単にできますが、私はこのグラスの中を真空にするために、グラスの内側に、多孔質物質を付着させる工夫をしました。この方法は私の実用新案特許になっています。この多孔質物質にアルコールがしみこみ、ガス体になって、流れ落ちないようになっています。一度アルコールを点滴しておけば何時間ももちます。だから素人が家庭で簡単にプハンを使えるのです。

このような簡単な原理だけれども、これまでだれも考えませんでした。私達はいつも、プラスの大気圧の抑圧の世界で、生活をしているのです。七八〇ミリバール（ＨＧ）の気

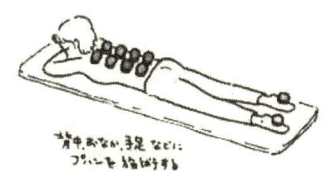

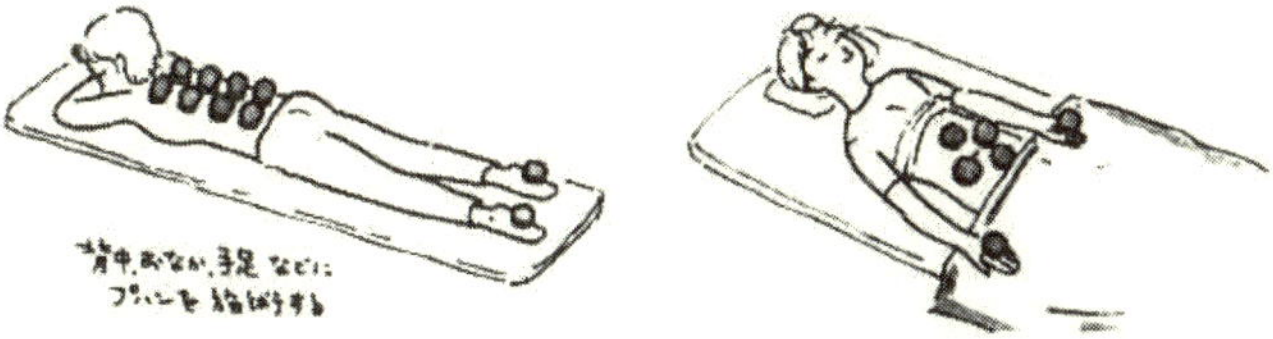

(『緑のセルフ・ケア』より)

圧の中で、常に押えられている状態です。だから無重力状態の月の表面に行くとか、宇宙に行くとすごく軽くなるでしょう。このプハンを付けた場所は、宇宙旅行をしたときのように、無重力の状態になるのです。身体を圧力から解放してあげるのです。

私はすてきな解放感を今まで何度も味わったことがあります。留置場から出て間もなく、一九四五年の八月一五日の日本から解放された時、さらにその後4・19学生革命の時など、その時は衝撃的な解放感を感じました。何度も刑務所で、抑圧された状態で、自由を全然なくした状態から解放された時の人間の解放感というものは、とてもすてきなものです。だからプハンを通して圧力の世界から解き放してあげる、そういう経験を生理的な面でも、皮膚にも血管にも与えてあげるのです。

つまりプハンは、体内のガス交換をしてあげ、血を清めるんですね。また、浄血だけではなく、プハンをすると筋肉や、筋肉につながる靭帯までゆっくりとストレッチされますので、その結果、骨のゆがみの原因とされる筋肉のアンバランスを修正することができます。だから骨盤のゆがみや脊柱のゆがみ矯正にも効果があります。

また、皮膚呼吸の促進もします。プハンに水を入れて身体に吸い付けると皮膚から泡がぷくぷくと出てきます。ですからプハンを使用すると、その場所の細胞が活性化し、軽くなり、血行もよくなり、冷え性や高血圧の人に大きな変化が見られます。

生命の自然治癒力

現代のいろいろな病気は、何かを加えることで、身体の均衡が崩れて起こります。その均衡を取り戻すには、身体の毒素を消してあげたりして、清浄の自然治癒力を取り戻すことなのです。

健康を取り戻すということは、何も難しいことではないのです。高価な薬や高価な技術ではありません。自分自身の体が持っている自然良能を見つけだせば、必ず治ります。今、何かの理由によって身体の一部が制約されている、例えば血液の循環がよくできないとか、消化できないとか、同化作用がよくできないとか、排泄がよくできないとか――。

何かの障害によって、体が押えられている時は、押えられているところを解放してあげればよいのです。血液の循環をよくさせてあげればよい。身体のガス交換をしてあげればよい。排泄をよくしてあげればよい。そうすれば自分自身の力によって皆、治ることができるのです。

だから私の治療法は、何かの要因によって、阻害されているものを除いてあげるだけであって、その人にない別の生命力をあげるのではないのです。ただ自分自身の生命力を、活性化蘇生させればよいのです。この方法は、特に炎症性の病気に、効果があります。肝炎とか肋膜炎とか盲腸炎も、プハンであまりにも簡単に治った例が数多くあります。つまり炎症があるところというのは、必ず悪い血が滞っています。古い血と新しい血を交換してあげれば、炎症は早く治るのです。慢性活動性肝炎でも、病院では何年も治らないのに、たった一カ月でみな治ってしまう例があるのですよ。プハンと正食(マクロビオティック)を一緒にすればみな治ってしまいます。

あまり上手でない日本語で自分勝手に話しましたが、私は、これからも日本との連帯、また、自然療法や食事について提案しようとしている人たちと、大きく連結を保ちたいと思っております。ありがとうございました。

第三部

ガンは治る、ガンは治せる

鼎談　安保徹・奇埈成・船瀬俊介

＊二〇〇六年一二月二〇日　於　越後湯沢　白銀閣

袋小路の現代医学

●現代医学の抱える困難

奇　いまの医学自体がとても多くの問題を抱えています。現代医学だけではない。現代文明自体に問題があります。だから、現代医学はまさに袋小路にはいろうとしていますね。

そんななかで、いま最も先鋭的な研究をされている免疫学の安保先生と、環境運動の立場から、物事の本質をとらえて問題提供をしてくださっている船瀬先生、両先生のお話をおうかがいできるのはうれしいです。

西洋医学の問題点は、デカルトいらいの機械論的生命観、宇宙観に発しています。目に見える世界しか知らない現代医学は細菌病理学とか、臓器別医学に堕落して生命の原理もないし、健康の原理もない。そうした状況の中でこれからどういうふうに安保先生が、「新しい医学の再建を目指しておられるのか?」ということをお伺いしたいです。

安保　西洋医学が「病気を治せない」という現実があるでしょう。そのときに東洋医学の人たちも、「どうして治せないのか」ということをきちんと指摘していないんですね。

ただ漠然と、おかしい、おかしいということまでは気がついているんです。

それで、「スピリチュアル」といったそういうものに急にいってしまわないで、どうしていま西洋医学が病気を治せないでいるのか分からないまま文句を言っている、という状況を打破するのが、まず大切なことなんですね。

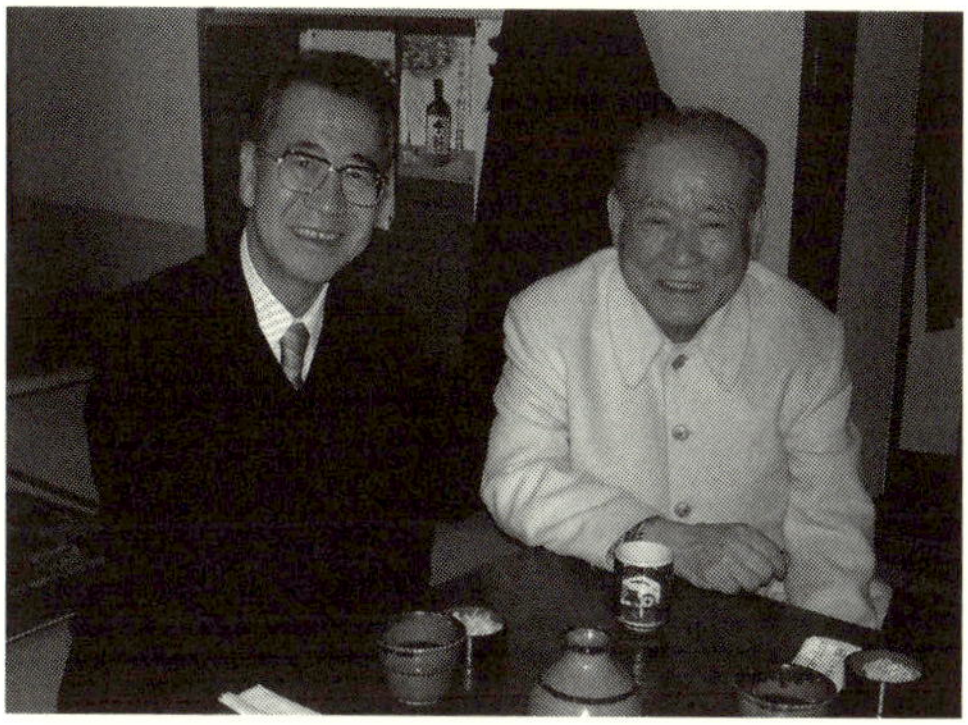
にこやかに談笑される安保徹先生（左）と奇埈成先生（右）

私は、いま西洋医学がうまくいかなくなっている理由のひとつに、病気の原因が遺伝子の異常にあるのではという漠然とした目標を置いていることにあると思います。
だから遺伝子の研究はまさにそこから形作られていって、遺伝子の研究で病気の謎を解こう、という方向性があります。そして、遺伝子を解明すれば、いつか病気が治るというのです。いま現在の西洋医学の治療は対症療法でしかないんですね。
しかし、遺伝子の異常で病気が起こるという前提を作ってしまうと、やはり失敗するんです。遺伝子の異常で起こる病気というのは、実はすごく少ないのです。

生命体というものは生まれたからには、ほどほどに生きられるようになっています。だから遺伝子の狂いに病気の原因を求めてもダメなんです。

●病気の原因は「生き方の偏り」にある

安保　じゃあ私は、病気の原因を何に求めるか。

私は「生き方の偏り」に求めます。まず、過酷な生き方、苦悩する生き方、あとは楽をして能力をちゃんと使わない・維持しない怠惰な生き方ですね。そうしますと、病気の原因がどんどん解けてゆきますね。そこで、私は自律神経の働きとそれに支配されている体を守る白血球に注目して謎にたどりつきました。

あともうひとつ、西洋医学の対症療法の問題は、「病気が治るステップの現象を止めていた」ということに気がついたんですよ。つまり、「腫れる」「熱を持つ」「痛む」というのは、壊れた組織を修復するための、血流回復だったんですよ。

それを薬で止めると、治る機会を失うでしょう。だから私は、病気の原因にたどりついて、さらに治るステップを止めていたという対症療法の問題点にたどりついたから、西洋医学の弱点を的確に指摘できるところまできたわけです。

じゃあ、東洋医学は、どういう位置づけにあるかと申し上げますと、体全体のことを考えたり、精神的な問題を考えるときには絶対必要なんだけれども、対症療法の問題を指摘したり、病気の成り立ちを指摘するには、ちょっと分析研究が足らないような気がします。

●対症療法ばかりの治療からの脱却

船瀬　二つに距離がありすぎるんでしょうか。西洋医学は分析科学ですね。ミクロに現象を分類していく。東洋医学は総合科学といえる。心身一如。心と体を全体で一つと把える。

安保　そうですね。その溝をどう埋めるかということを考えたときに、どっちの医学、というわけでもないんですね。だから西洋医学でもいいし東洋医学でもいいから、新しい良い雰囲気の治療で、対症療法ばかりの治療から脱却できないかな、と考えております。

船瀬　現場のお医者さんは悩んでいらっしゃいませんか。

安保　患者も迷惑していますが、医者も幸せじゃないですね。だって折角勉強して医者になったのに、あんまり尊敬されていないですしね。

奇　医者たちはみんな方向感覚を失っていますね。

船瀬　真面目なお医者さんほど、頭をかかえちゃっていますね。既成医学の①抗ガン剤、②放射線、③手術……の、ガン三大療法に決別して、代替療法に活路を見いだすお医者さんも急激に増えています。

安保　だから医者にも患者にも、本当の謎を的確に示して、目を覚まさせる本が必要ですね。

●『免疫革命』その後

船瀬　安保先生が『免疫革命』（講談社インターナショナル、二〇〇三年）の本を出されたときには、非常にシャープに自律神経系を、分かりやすく説明されました。神経系と免疫系（白血球等）と、さらに内分泌系という人体の三つの情報系コンビネーションが見事にリンクして作用していることがわかります。いわゆる『安保免疫学』。賛成の人も、反対の人もいらっしゃったと思うのですが、反応はいかがだったでしょうか。

安保　反対というのは、むしろいなかったですね。いまの医学で反対をするほど、病気の成り立ちとか、現実の医学を深く考えている人はいません。だって、いまの医学は、開業医だって、大学の勤務医でもただひたすら、忙しいでしょう？　日常の診療にエネルギーを使われて、改まって立ち止まって考えてはいないです。誰もいませんでした。

ただ、本の中で「ステロイドを使うな」と、書いたものですから、皮膚科学会からどういう反応がきたかといいますと、私個人ではなくて、文部省や学長宛に、「ステロイドという大切な薬をむりやり止めてひどい目にあっている人がいます。私は涙を禁じえません」

という訴えがはいったようですね。

文部省も、びっくりして、「調査委員会をつくって事情を調査するから」っていわれました。私も医学部長の前にひとり呼ばれて、釈明したんです。私はそのとき何て言ったかといいますと、「ずいぶん言い過ぎてすみません」って（笑）。

こじれるのは嫌だったので、「言葉が多少過ぎたかもしれません」ってひたすら謝って、一週間ぐらいたったら、調査は終わりました。

船瀬　先生は丸いですね。僕だったら、「何だこのやろうっ！」て喧嘩になるところです。

安保　戦うと体を壊すから（笑）。

船瀬　それは、そうですね。僕も見習わないと（笑）。それで、賛成の方はたくさんいらっしゃったんですね。

安保　そうですね。お医者さんからも、ありました。「目から鱗が落ちました」といった表現で、たくさん手紙がきました。

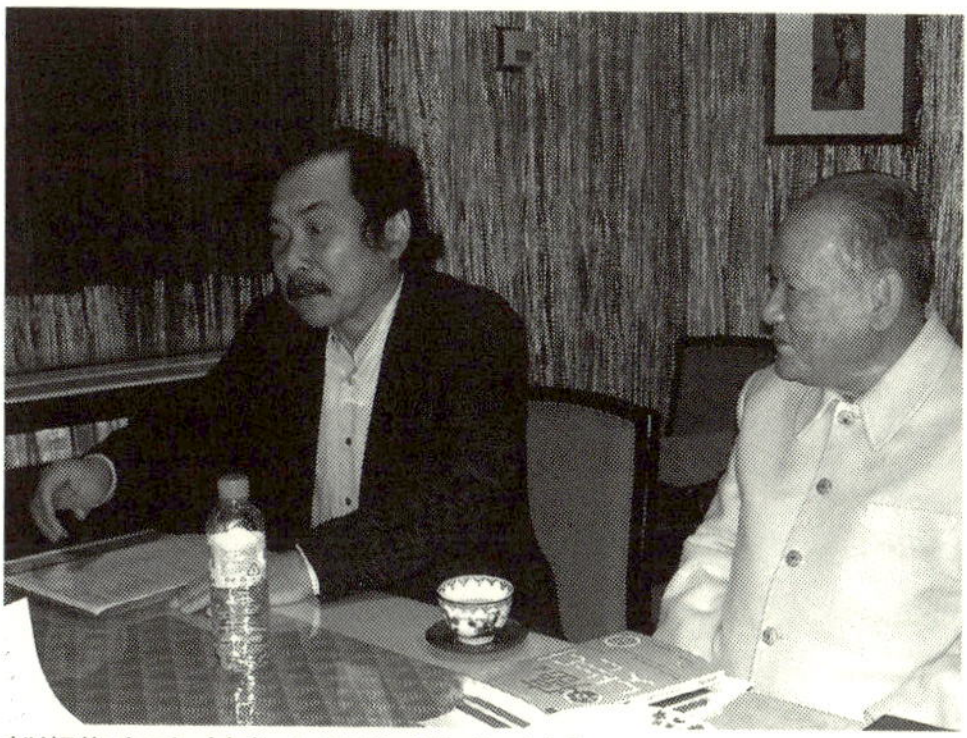

船瀬俊介氏（左）と奇埈成先生（右）

船瀬　先生の免疫学ですと、病気の①原因、②経過、

③治癒……のメカニズムがくっきりわかりますからね。とくにストレスなど精神的原因が、病気を引き起こす仕組みが非常によくわかります。枝葉末節の分析に没頭する現代西洋医学にとって盲点だったはず。東洋医学的な全体メカニズムの解明ですからね。外国の研究者たちにも衝撃を与えたのではないでしょうか？　海外からの反応はなかったのですか。

安保　いまでも、ときどき英語に訳したものはないのですか、という問い合わせがくるんですが、来春『免疫革命』と『免疫学入門』（宝島社）が英語版になります。

●ノーベル医学賞レベルの発見ではない

船瀬　よくノーベル賞ものだ、という話がありますね。そんなお話はないんですか？

安保　ノーベル賞の生理医学賞って、毎年受賞者があるんですよね。福田稔先生と一緒にやった、私たちの発見というのは、五〇〇年とか一〇〇〇年に一回の発見だから、ノーベル賞のレベルじゃやね（笑）。毎年出るような賞のレベルだとちょっと……。でも下さるんでしたら貰いにいきますけれどもね（笑）。

船瀬　くだらない質問ですみません（苦笑）。日本人はノーベル賞信仰が根強いけど、けっこういい加減な賞ですよね。沖縄返還で何百億という血税を裏金でアメリカ側に渡す密約を交わした佐藤栄作首相がノーベル平和賞ですからね。あの戦争の商人みたいなキッシンジャーも平和賞。強大な政治権力に操られた……その程度の賞なんですね。さて、先生の画期的な理論を「大学の医学の現場で教えてくれ」とは言われませんか。

安保　私は免疫学の授業のなかで教えているんですよ。自律神経の問題とか、高血圧症とか、いま高血圧症ひとつとっても原因不明にしてしまっています。高血圧症の原因は簡単なんです。「興奮して血圧が上がるような生き方をしてきている」ということです。

●全体のシステムが病気と関連している

船瀬　ようするに「何か臓器がおかしい」とか、「血液の成分がおかしい」とか、具体的なことが分からないと、〝原因不明〟になる。……分析科学の陥った落とし穴ですね。いまは、遺伝子までいって必死にいじっています。全体のシステムが見えなくなっているんですね。

安保　そうです。たとえば自律神経も全体の支配でしょう。白血球も全体の循環でしょう。あと血液の流れ。みな全体のシステムが、病気と関連しているんですよ。バラバラには病気にならないわけです。やはり顔色が悪いと歯茎の色も悪いし、皆同じなんですね。

船瀬　それはやはり東洋医学的な、全体をみてから、個別を見るというものがなくなってきているんですね。昔のお医者さんは、まず顔色を診たでしょう。さらに舌とか瞼《まぶた》の裏とか。その変化で病気の原因のあたりをつけたんですね。また「好きな食べ物」を聞いたり、最近の体調などを尋ねる。生活全体から病気の原因を探るのが医者の力量だったように思います。しかし、最近の医者は患者の顔色どころか話しもロクに聞かない。診るのはレントゲン写真とか、様々な検査数値だけ。だけど患者一人ひとり、体格や性格が異なるように、数値一つで正常、異常と分けて診断する方が〝異常〟だと思います。重箱のスミをつつくというか枝葉末節に現場の医者は振り回されている。身体の情報系でも同じ。

僕のしろうと考えでも、神経系と免疫系が連携しているというのは、当たり前だろう、という気がするのですが、そういう発想が医学界ではあまりなかったのですね。

安保　「白血球の分布が自律神経の支配によって変化する」ということは、実は私が見つけたんじゃなくて、私の大学時代の先生である、斉藤章先生が戦争中見つけた法則です。まだ、抗生物質が入ってきていなかった頃に、感染症にかかるとぜんぜん外からの影響をうけないままからだの反応が見えたのです。

そのことで、細菌が入ると、顆粒球が増えて脈が増えている。ウィルスの感染症は、とくに初期の段階で、リンパ球が増えていて徐脈がきているという、その関連性を見つけた内科の先生がいたんですね。

感染症で顆粒球が増えるだけじゃなくて、無理した生き方でも顆粒球が増えて、それがストレスになって胃潰瘍になる、という理論でいまから六〇年前に発表した先生がいたんです。

船瀬　胃潰瘍というのは、「胃酸が出過ぎてなる」と巷では言われていますが……。自分の消化液で「胃壁が溶かされちゃう……」と。

安保　違うんですね。胃酸はむしろ消化液と一緒に出るから、リラックスしたときに一番出るんです。胃潰瘍の人はむしろ、胃酸分泌が抑制されているんですね。だから胃酸説はどうも矛盾が多い、といまでは考えています。

船瀬　では、ストレスから顆粒球が増えてしまって、それが「胃壁をやっつけてしまう」というようなことが起こっているんですね。

安保　そうです。それでストレスがあったときの糜爛《びらん》性の胃炎です。顆粒球というのは、膿をつくる細胞ですから、細胞を一カ所に集められて膿が外に飛び出す、という形を取ります。それが粘膜で起こったときは、ピンホールの潰瘍になるんです。そういうのも六〇年前に教えてくれた人がいたんです。

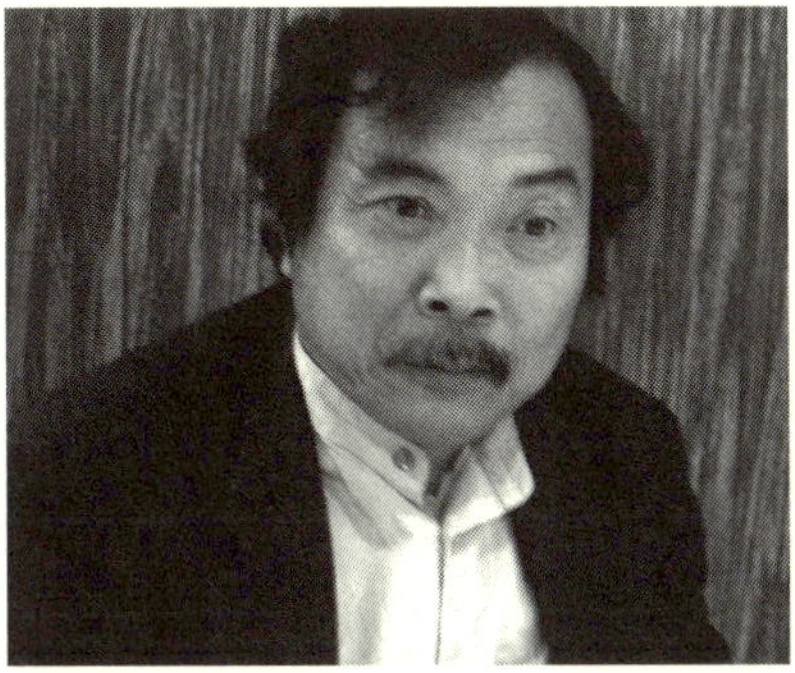

舌鋒鋭い船瀬俊介氏

ところが、その理論が完成したとたん、抗生物質が入ってきました。抗生物質で細菌をたたけば万事解決ということで、この理論への関心は薄れてしまいます。そして、ステロイドが出ました。さらに抗ガン剤でしょう。その生命理論（斉藤章の生物学的二進法）が出たときに、いまのとてもパワーの強い現代医薬が出始めたんです。みな、ここ六〇年の歴史なのです。

ガン治療をめぐって

●医者と薬とファースト・フードをいますぐ止めろ

船瀬　私が最近買った本の中で、こんな本があります。ケヴィン・トルドー著『病気にならない人は知っている』（幻冬舎、二〇〇六年）。これは、全米で九〇〇万部売れているらしいんですが、先生はご存知でしょうか。

安保　ええ、読みました。

船瀬　この本は、要するに僕らが言ってきたことを言っています。医者と薬とファースト・フードをいますぐ止めろ、ということですね。

奇　書いている人は、お医者さんですか。

船瀬　彼は彼自身が重病で、難病で現代医療に殺されかけた方です。それで「これは間違っている」と思って書いたようです。患者の方で、「生き残った」かたですね。

●アメリカと日本の違い＝長時間労働

安保　私はなぜこの本を全部読んだかといいますと、私の主張とどこが違うかを知りたかったためです。やはり日本人の感覚とは違うというところはありました。

それは何かといいますと、日本人が体を壊している一番の原因は「長時間労働」なんですね。しかし、この本のなかには、そのことは一言も書かれていない。だから、日本人のおかれているつらい環境と、アメリカの環境とは違うのかもしれません。アメリカ人から「長時間労働」という言葉は、聞いたことがありませんから。

私はアメリカに五年間住んでいたのですが、皆、五時になったら帰ってしまうんです。その代わり、朝は八時ぐらいから働いていて早いのですが、五時になったらピタッと終わります。私みたいに九時とか一〇時まで、研究をしていると「何をやっているのだ。何か失敗をしたのか」ということを言われます(笑)。だから、日本人の感覚とはそこが全然違っていると思います。日本人がどうして病気になるかといいますと、無理して働きすぎることですが、この本には、一言もそのことが出ていない。だから日本人にはイマイチなんだよね。

編集部　アメリカ人向けの本なのでしょうが。アメリカ人は食べているものが、ともかくひどいですね。肉漬け、アブラ漬けです。

安保　アメリカの問題は食べ物ですね。

編集部　日本人が病気になるのは、長時間労働が関連しているのですか。

安保　そうです。ガンになっている人たちは皆、企業戦士だもの。働きすぎですね。お父さんが九時、一〇時に帰ってきて、子どもと遊ばなくても許される社会になっていますからね。

船瀬　寺山先生も近藤町子（日本ウェラー・ザン・ウェル学会）さんも、川竹文夫さんも、絵門ゆう子さんも、みんなガンになる前はあまりにも真面目に働きすぎですね。「カロウシ」というのも英語になったんですね。

今の格差社会ではますます酷くなりますね。ワーキング・プアという、働いても、働いても、食っていけない……。

編集部　日本の子どもは、携帯を持っていないと仲間はずれにされてしまうということですが、僕の子どもは、いまアメリカにいるのですが、日本の社会はものすごく人間関係の気配りが必要だけれども、そのストレスはアメリカにないと言っています。それは、すごく楽だと。

安保　そう、楽だったね（笑）。

編集部　だからこの本の、日本とアメリカの違いはそこにもあるのかと思います。

●業種とガンの死亡率

船瀬　「日本笑い学会」副会長の昇幹夫先生の報告によりますと、ガンの死亡率を五〇ぐらいの業種で調べてみると、ワーストワンは「マスコミ関係者」らしいですね。二・六三倍もあるそうです。二番目は「タクシー乗務員」さんです。二・四七倍。彼らは夜昼逆転の不規則労働です。三番目が金融証券で二・三四倍です。

編集部　タクシー乗務員は大変です。それこそ、ワーキング・プアです。マスコミはもらうものはもらっているから、いいでしょうが……。

安保　いやマスコミもかわいそうです。締め切り・締め切りで。せっかく本を一冊つくったのに、できたら、もう次って。本一冊つくったんだったら、一カ月ぐらいバケーション取らなくっちゃだめだって（笑）。

編集部　私は普通のマスコミと違って自由な生き方をしているから、ストレスはたまりませんが（笑）。

船瀬　大手のほうは、言ってはいけないことや、広告のプレッシャーでタブーが多いでしょうから。僕の知り合いの女性週刊誌のフリージャーナリストが言っていましたが、だいたい、みんな、五〇歳台で亡くなってしまう。また、NECで働いている知人がいるのですが、NECグループの全社員の平均寿命は六七歳。過労とストレスと人間関係でしょうね。またNHK職員の寿命は六〇歳足らずと聞いておどろいた！

●ガンの要因

編集部　以前になりますが、東大の黒木登志夫さんが、ガンの発生の仕方は、地域や社会構成によって全然違ってくる、ということを書いていらっしゃいました。たとえば中国のあるところにはこういうガンが多いとか、オーストラリアのクイーンズランド州に行くと皮膚ガンがとても多いとか、人間の取り巻く環境によって、いかにガンのパターンが違うか、という大変面白いものでした。しかしそこにも、今日のお話でありました、「長時間労働」がいかにガンの原因かについては、触れられていなかったですね。食べ物や、自然環境とかが中心になっていました。

安保　結局、日本人にとっては、「働くことは、悪い」って言えなかったんだね。私が言い出すまでね。

船瀬　そうですね。まわりを楽にするんだ、ということで美徳だったわけですから。

編集部　たとえば心臓疾患だとか脳疾患は、過労死の原因としては認められるのですが、ガンになったからといって、過労が原因だといって、過労死が認められることはないのです。

安保　そこが抜け落ちていたんですね。

船瀬　交感神経緊張型で、常にピリピリしていて、ようするにリラックスして休んでいないということですから。

安保　徹夜なんか当たり前、なんていう生き方をしているから。あと金融機関ならノルマだね。こないだ銀行で講演してきたんですけれども、「先生、長時間労働がいちばん悪いっていったって、そんなこと言っていられませんよ」っていうんですね（笑）。

●自然と人間の自然治癒力

安保　たとえば病気になったときに、治るでしょ。自然治癒力ですね。自然治癒力っていうのは、自然の嵐とおんなじなんだね。傷が小さいときは、知らない間に治ります。傷が中間ぐらいだと、ずいぶん痛くて治る。あまりにも破壊が強いと、治ることの反応で我が身を終しまいにするぐらいの、体に重発症が起きます。だから、体って自然と同じなんですよ。

台風が来て、人が死ぬのと同じぐらいに、治る反射で熱を出して死んでしまうんです。大やけどとか大怪我とか、そうですね。中間だとまあ我慢するか、薬飲んで少し弱めるかです。あともっと弱いと気がつかないんです。「おだやかさ」と「嵐」と「ピンチの時」は自然と同じように体にも三つ揃っている。これが自然治癒力なんです。

自然治癒力というのは、単に治る、というふうに考えるのではないんです。地球の嵐とか穏やかさとか、と同じなんですね。だからあとは死ぬしかないかもしれません。

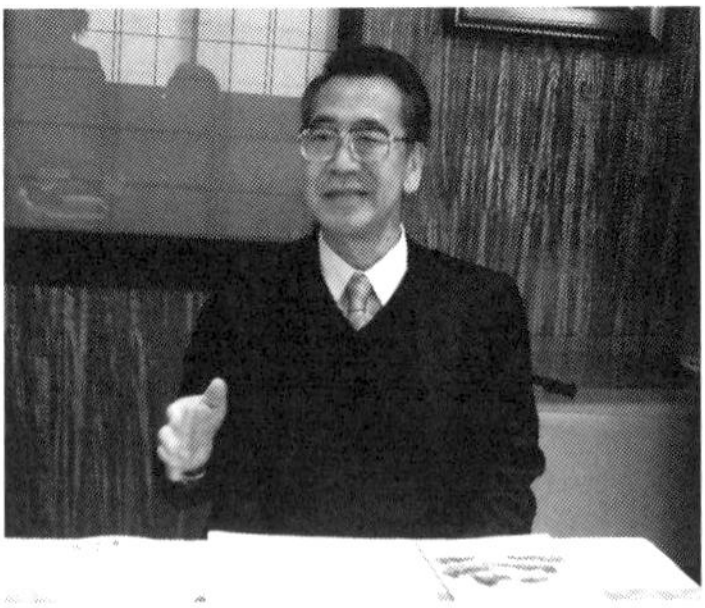
安保徹先生

だから、ガンで痛んだときも、治るためのステップと考えないといけません。

船瀬　そう思えば、痛みも耐えられますね。分からなければ、恐怖感でストレスになりますから。

安保　あまりに痛すぎるときも、これまで過酷な生き方をして、転移してそこから治るための反応がやたらと強いのだと、思わなくてはいけません。そもそも末期ガンの激しい痛みは、抗ガン剤による組織破壊です。実際、治った人たちに聞いてみると、一日一二時間風呂に入った、とか聞いています。

船瀬　ありましたね。痛みに打ち克つ方法として、風呂に入っている間は痛みが和らぎますからね。

●腫れ・熱・痛みは治るためのステップ

編集部　痛む、ということ自体が不安になります。

安保　腫れ・熱・痛みは治るためのステップでね、我が身を滅ぼすぐらいの勢いでくることがある、ということです。それで、受け止め切れなければ、死もありうるわけなんですが。痛みじたいは、治る局面です。人間の体内にも過酷な自然と同じような状態がある、ということです。

船瀬　そう考えるだけで、ずいぶん楽になります。

安保　乗り切れる力もあります。実際、お医者さんでも辛いときは、お経を唱えるひともいますね。

船瀬　宗教というのは、医学的でもあり、科学的でもありますね。また、耐える力というのは免疫力を強めますね。あと心頭滅却すれば火もまた涼し、とも言いますね。

安保　いまの「緩和医療」というのは、名前は美しいですが、あきらめる治療ですからね。ステロイドとか、麻薬とか、まあいろいろ種類はありますが……、一見、緩和っぽいですが、治すことはあきらめていますから。本当の緩和かどうかわからない。
麻薬というのは、どうして禁じられているかというと、麻薬を打つと痩せこけて老人みたいになるんですが、（生命力の減る）交感神経緊張の極限状態までいくわけです。その証拠に、麻薬の一番の症状が便秘です。とにかく頑固な便秘。

船瀬　神経が動かなくなって、蠕動《ぜんどう》運動もできないぐらいカチンカチンになるのですね。

安保　ええ副交感神経が完全に止まってしまう。どんな下剤を使っても、大変なぐらい麻薬の便秘って一番酷いんですね。考える力も、痛みを感じる力もなくなる世界なんです。痛みを取る、というよりも、痛みを感じる力さえないというのが正しい。だから皆とろんとしちゃってコミュニケーションが取れなくなってきますね。
だから、あんまり早くあきらめる世界がはびこっちゃって、まだ、痛みさえ出ない人にも予防っていって麻薬をやり始めましたからね。

●麻薬を打つのは「緩和的な虐殺療法」

船瀬　何の予防ですか？　痛みは、そもそも治るためのステップでしょう？　それを止めたら治らない。

安保　痛みが出ないようにって（笑）。しかも慶應病院とか大病院でやっているわけで

郵 便 は が き

料金受取人払郵便

神田局
承認

1163

差出有効期間
2025年10月
31日まで

101−8791

507

東京都千代田区西神田
2-5-11出版輸送ビル2F

㈱ 花 伝 社 行

ふりがな お名前	お電話
ご住所（〒　　　　　） （送り先）	

◎新しい読者をご紹介ください。

ふりがな お名前	お電話
ご住所（〒　　　　　） （送り先）	

愛読者カード

このたびは小社の本をお買い上げ頂き、ありがとうございます。今後の企画の参考とさせて頂きますのでお手数ですが、ご記入の上お送り下さい。

書 名

本書についてのご感想をお聞かせ下さい。また、今後の出版物についてのご意見などを、お寄せ下さい。

◎購読注文書◎

ご注文日　　年　　月　　日

書　　名	冊　数

代金は本の発送の際、振替用紙を同封いたしますのでそちらにてお支払いください。
なおご注文は TEL03-3263-3813 FAX03-3239-8272
また、花伝社オンラインショップ https://kadensha.thebase.in/
でも受け付けております。（送料無料）

すから。

船瀬　人にやさしい医療というわけですか。

安保　そう。だから、行過ぎるとそうなってしまいます。

船瀬　そうなると、病院はそのままアヘン窟みたいになってしまって…便秘になって死んでいくということですね。言葉はきついかもしれませんが、「緩和的な虐殺療法」といえるかもしれませんね。

奇　抗ガン剤をつかっても便秘になりませんか？

安保　どんな薬が停滞を生むかといいますと、やはり抗ガン剤が一番停滞を生みますね。だから低体温にもなって、顔色も悪くなるし、血流が途絶えて髪を養えなくなる、それで脱毛する。あれは低体温のせいなんです。

船瀬　そうですか。血流障害を起こして？

安保　ええ、交感神経緊張による血流障害です。

船瀬　じゃあガンは大喜びですね。「冷え」こそ、ガン細胞にとって爆発的増殖のチャンスでしょう。なら、ガン患者にとってよかれと思う痛みを取るモルヒネ投与は、死刑宣告と同じですね。もはや、絶対に助からない。医者は死ぬとわかって注射している……。

安保　だから、抗ガン剤は、ガンが成長細胞とともに多少小さくなったとしても、その後、爆発するんです。

●ストレスが激しいほどガンは急激に大きくなる

船瀬 あと先生、早期の固形ガンは、六年七年はあまり変化しないのは医者の〝隠された常識〟と言われていますが、どうでしょうか。

安保 ガンっていうのは、半年ごとに検査しても、なる人はなりますね。野球の王貞治監督なんかはそうですね。つまり、ガンは、ストレスが少ないときに発症したら、進行はゆっくりなんですが、ところがストレスが大きいと、たった三カ月でもいっきに大きくなる。そこは理解しないといけません。

だから、急激に治ることもあれば、急に悪化することもある。どっちも真理なんです。数学の計算みたいにきちんと、大きくなるわけではないのです。だから半年前に検査して見つからなくても、爆発していることもあるし、逆にちっちゃいものができたり消えたりもしているのです。それもストレスによります。ガンができている人でも自然に治っていて、いわゆる「がんもどき」がありますが、病理学者がただ消えただけで、あるとかないとか言っているのとは違って、引っ込んだり、出たりするのがガンなんです。また、本当につらい目にあっていると、一カ月でも爆発的に増えたりします。

船瀬　よく「交通事故で亡くなった人を解剖してみたら、ガンが見つかるひとが結構いた」という話も聞きますが。

安保　老人は特にそうですね。だから、七〇ぐらいになってね、充分に生きた人が、ガンの検査するって、おかしいんですよ。

船瀬　九二歳のおばあさんにガンが見つかって、切っちゃったら亡くなってしまった、という話もあります。

安保　歳を取ったら、人生の達人なんだから、調べない。あっても、なくても結構です、って言えるお年寄りにならなくてはいけない。だから、少し無理なことがあったら、体をいたわってあげたらいいんです。

お年寄りは、熱心に早期発見・早期治療をしてガンに引き込まれないようにしないといけません。調べましょうか、と医者に言われたら、充分生きましたから、結構です、といわないといけないですね。団塊の世代もこれから歳を取ったら、お得意様にならないで、充分楽しみましたから、結構です、と言った方がいいですね。

●早期発見・早期治療——走って逃げろ

船瀬　早期発見・早期治療、というキャンペーンをやっていますが、あれは、おかしいですか？

安保　本当に、診断学の力がつくと「全員にガンをみつけることができる」っていう医者もいるんですね。だから、すごい診断力のある先生だったら、走って逃げないと（笑）。危険だから。

編集部　学生のときですが、測定精度が上がってくると、学問体系が崩れてきてしまう、ということを聞きました。つまり、ある程度の精度のなかで理屈が成り立っているのに、どんどん極めていくと、なんだって見つかってしまう、ということでしょう。全員ガン患者になるということはそうでしょうね。

安保　たとえば、血液をとってきて炭酸ガスを吹き込んで、ちょうどいいガス濃度に血液を培養しておくんですよ。そうすると私たちはEBウィルスに一〇〇パーセント近く感染していますから、一カ月ぐらいすると必ず、B細胞がガン化して増殖を始めるんですよ。

船瀬　つまりガン細胞が増殖を始める。全員ですか？

安保　そうです。

船瀬　じゃあ「私たち全員ガン患者」じゃないですか。それで「ガンが発見されました」って言われるんですか、ひどいなあ、病院には近づいちゃいけませんね。

安保　それぐらい私たちの体の中には、常在ウィルスなどがいて、それから守ってくれる細胞から解放されたら、自然に発ガンするような力があるんですよ。
ガンというのは、そもそも、強いアルコールを飲む地域に食道ガンが多いとか、あと皮膚が弱い白色人種のひとたちで紫外線が強いところに行って皮膚ガンになるとか、そのように直接強い刺激があれば、細胞が壊されて、再生を促されることにより発ガンするわけです。ところが、そういう契機よりも、むしろ体に住み着いたウィルスが細胞を刺激したり、あるいは自分で無理して顆粒球を増やして、活性酸素を自ら増やしたりしてしまいガンになる、ということのほうが日常的なのです。
だから私たちは、ほどほどに生きなければいけない。やたらに真面目すぎてもダメだし、だらだらしてもダメだし。

船瀬　無理をするな。無駄をするな……と。

安保　だから、私はたまに看護師さんに講演するんですが、あの人たちは夜勤があるものですから、病気をするひとが多いんです。だから最後にいつも言うのですが、あなたたちみたいに日常的に夜勤を強いられる人たちは、夜勤は仮眠するぐらいの気持ちでのぞめ、って言っています。三回に一回ぐらいは、患者にベルを押されても聞こえない振りしなさい、って言うんです。それぐらい我が身を守らないと、やっぱり夜勤って怖いんですよ。実際、看護師さんで、病気をしている人って献身的なひとが多いんです。だから、べルを押されても一回なら無視するぐらいにならないと。

●韓国のガン治療

奇　抗ガン剤が出るまでに、現代医学はすでに袋小路に入ってしまったんですね。私は船瀬先生の『抗ガン剤で殺される』（花伝社）を韓国に紹介したことがきっかけで、このように偉い先生方とお知り合いになれたのです。少し韓国のガン事情についてもお話したいと思います。

『抗ガン剤で殺される』は、発売五カ月、韓国で五～六〇〇〇部出ています。反響は大きいんですよ。あれを読んだひとは誰もしらない情報ですから、みんな、びっくりしています。韓国でもいま、大学病院とか、総合病院とか、一二〇〇床から一五〇〇床の巨大病院をいっぱい建てているのですが、あれはガン患者を溜め込んでいるんです。しかしあそこではガンを治せない。そういう人たちが、あの本を読んで、こういう内幕があったかと、私のところへきています。森下敬一会長の『ガンは怖くない』という本は、三〇年の間に一五万部出た。ですから、それから合わせると、約二万人の人が私のところに来られました。だから「韓国で『抗ガン剤で殺される』を一〇万部ぐらいは出せ」って言ったんですが（笑）。まだまだ読者が増えると思いますし、患者や病院の利用者たちに広めれば、これは大きな変革のきっかけになると思っています。

●体細胞を入れ替える「百日修練コース」

編集部　韓国では抗ガン剤批判というのはこれまでなかったんですか。

奇　なかったですね。あってもお医者さんたちはいえなかったでしょう。

船瀬　韓国もガンの治療は、日本と同じ、抗ガン剤・放射線・手術という三大治療なんですか？

奇　そうです。だから大病院がいっぱいできています。

私自身のことでいえば、ガン患者たちを理解して、「自分の免疫力をいかに活かすか？」ということでやっています。そこで「百日修練コース」というのを、教えています。だいたい百日間で、体細胞が一巡りします。それが一サイクルです。さらに頑丈にするには六カ月かかるのですが。韓国では、子どもが生まれたらだいたい「百日は心を込めて育てる、病気

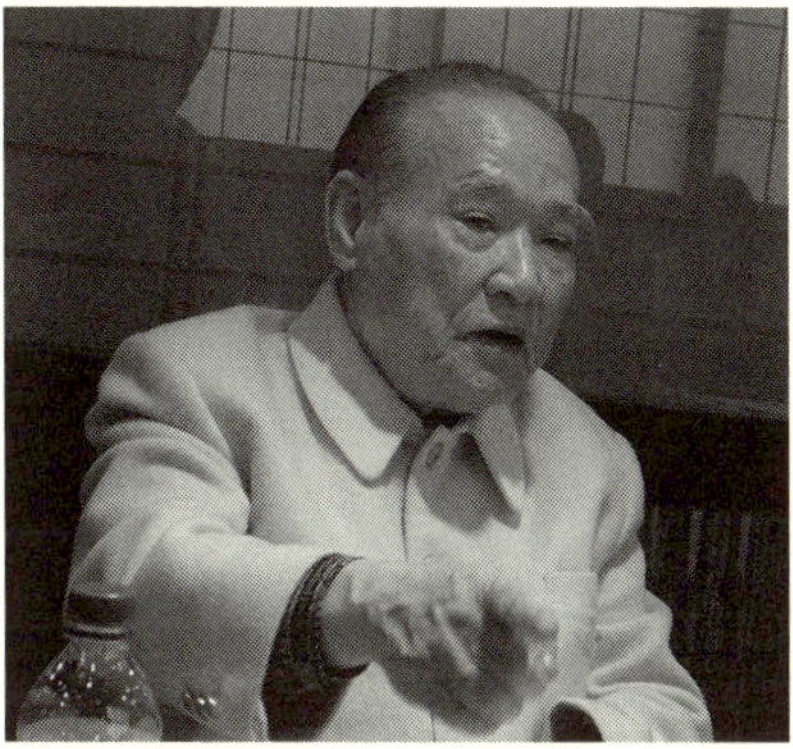

韓国での自然療法を語る奇埈成先生

になれば百日は熱心に自分を精進すれば治る」といわれます。

さらに「食事の問題」。あと「血を清める」必要があります。「血を清める」のはだいたい一カ月あればできるのですが、体細胞をかえるとなると三カ月、骨までかえるのは三年かかるといわれています。

先日、医者ではないのですが、ソウル大学の臨床の検査課長が大腸ガンになりました。彼は、職員なので自分の病院で安く抗ガン剤を買えるんですが、そうしなかったんですね。安保先生の本のように、体を温める。「温熱療法」をやったら相当よかったんですよ。

船瀬　具体的には、どうやって温めるんですか？

奇　コテのようなものですね。患部を温めるんです。僕は「アイロンを当てろ」といったんですが、実際に「アイロン療法」というものもあります。アイロンを〝弱〟にして靴下をはかせて患部に当ててるのです。

船瀬　それはアイデアですね。ナルホド……！　ガン細胞は三九度を超えると死滅しますからね。お金もかからないし、誰でも、どこでもできる。家庭で家族が患者さんの患部に当ててやればいい。日本でも広まってほしいな。

奇　ただそれだと患部に熱が入らないこともありますので、遠赤外線もつかいます。あとは、「笑いの療法」ですね。くすぐってでも何でもいいから、とにかく笑ってもらう。毎日笑う練習をさせるんですよ。マイナス思考をプラスにして、「ガン細胞自体もありがたいと思え」ってやっています。

●ガン細胞を阿弥陀様のように思うこと

奇　現代医学は、ガン細胞のことを、〝外界から入ってきたエイリアン〟のように殲滅《せんめつ》し叩き潰す思想です。ガン細胞は自分の体の弱い部分よりももっと弱い細胞なんだから、自分の意思によって統制できるものなのです。自分の体に入ったガン細胞は、阿弥陀様かエンジェルと考えれば、とてもおとなしくなります。自分の敵にするのではなく、「味方」と考えればとても扱いやすくなると思います。そういうやりかたで、多くの人が治っています。いまも毎週二〇人ぐらい、僕のところに通ってきています。

ですが、金持ちの人や、権力のある人は治せませんよ。私の話を聞きませんからね。でも庶民たち、草の根の人たちは治ります。自然治癒力、現代語で言えば、安保先生の免疫力ということになります。これで、治るのです。船瀬先生の本は、世界的に大きな役割を果たしていると思いますね。

船瀬　奇先生は韓国におけるガン〝代替療法の父〟ですね。これまで何人くらい、治療されたのですか。

奇　この手当てをはじめて三〇年たちますから、そう何千人というところでしょうが、安保先生の本を今度韓国に紹介したら、また、たくさんのかたがお見えでしょう。歳だからもう、あまりたいしたことはできませんが、それでも「自分の病気は自分で治す」浄血・整腸・温める、ということを人に伝えていきたいと思っております。

船瀬　それにしてもいまの現代文明は、「生命の文明」ではないですね。

船瀬　そうですね。「殺す文明」ですね。

奇　ですから、これを立て直すために、東洋的な生命観や宇宙観を大切にしたいと思います。

船瀬　そのとおりですね。人間も宇宙の、自然の一部ですからね。韓国の医学界でのめざめはありますか。

奇　まだ、保守的ですね。ソウル大学とか名門の大学でも、まだ保守的ですね。裁判所の部長判事さんが、現代医学はダメだということで、民衆医術を活かす連合というようなものをつくっています。

●再生医療・臓器移植の危険性

編集部　韓国では今年ソウル大学の黄禹錫教授がES細胞株をクローン胚からつくった

というデータを捏造したという問題がありましたが。

奇　国家的な最高機関でもああいうデタラメしかできない。情けないですね。現代が科学的にどんなに進歩しても、してはいけないことがあります。まず、遺伝子組み換え。いま、それをしていますね。次に臓器移植、さらには、生命複製。

安保　再生医療ですね。再生医療やクローンの考え方は、結局、人間の体を機械と考えているんですね。あの再生医療とかＥＳ細胞の考え方が、私は根本的に間違っていると思います。研究すること自体が間違っている。

奇　人間の体を部品のように組み合わせてひとつの機械を作るような考えです。

編集部　幹細胞を取っておいて、いざというときに出してこようというものですね。臓器移植にみんな、群がってしまうという現象の中に、やはり「病気になぜなるのか」というと「肝臓が悪いから」とか「臓器そのものが悪い」と考えているからではないですか。

奇　だから、いまその幹細胞も、人間のものではなくて、動物の臓器に移植して大量生産しようとするんです。人間としてしてはいけないことなんです。

安保　日本の科学研究費というものも、本来してはいけないものにお金をつぎ込んでいますね。

船瀬　ありますね。ガンの放射線治療のなかの重粒子線による治療など。たんなる放射線治療の一種だけど、装置が仰天するほど巨大で製造コストも腰が抜けるほどかかる。だから一回の治療費もン十万とかン百万円。膨大コストをかけるのは、それだけ儲かるから。患者は〝大金を払ったから治る〟と錯覚する。

安保　いかにガン細胞を物理的に化学的に叩くかですね。それは、人間のからだを取り替えて、置き換える学問です。そういう研究には凄まじいくらいお金をかけています。それも使い切れないくらいのお金です。しかし、普通に一生懸命これまでの日本を支えてきた研究をしてきたひとが、誰もお金がもらえなくて、基礎研究をやるひとがいなくなってしまうんです。

奇　医学の予算も、先端医療に全部取られていくんですね。

安保　そうですね。また、さきほどお話にでましたが、移植の医学は、危険な医学です。去年ですが月刊誌『潮』二〇〇五年二月号に腎移植した人の手記が載っていたんですが、「せっかく楽しみにしていた、腎移植だったのに、この苦しみはなんだ」ということだったんです。

船瀬　一生、免疫抑制剤を使い続けないといけないんですね。

安保　そうです。でも、本当に苦しくて苦しくて、どうしようもなかったようです。まず、いまのように腎臓移植の世界が広まっても、腎臓をもらう人がどうしても、奥さんや、子どもということになる。そうすると、家族のほうがプレッシャーになる。だから、まず家族崩壊がおこる可能性があるんですね。

編集部　提供しなくても、しても、プレッシャーなんですね。

安保　あと腎臓を取られたほうは、「腎臓って二つあるから、ひとつなくてもいい」といわれていますが、それは違うんですね。健康な人も、腎臓をひとつ取られたほうの体側は、ものすごく「冷え」がでるんですよ。だから、体の左右でばらばらになる。そういう説明もひとつもされていませんからね。

奇　人間はアメーバの状態から、人間になるまでに三〇億年かかっていたのですが、なにかひとつでも遺伝子が欠けていたら、今の人間は生まれなかったはずです。しかし、いまの科学・医学の状態が進んで、遺伝子組み換えなんてしているし、勝手につくったりしていると、これからあとの人たちは、どんな怪物が生まれてくるかわからない。新人種がそれで出現しているんですよ。

安保　ある意味では、いまの我々は、やりがいのある時代に直面しているのかもしれません。怒涛のような物質文明・科学文明に行き詰まったでしょう。むしろ、もっと自然の摂理で謎が解ける面白い時代です。だからこれから楽しみ（笑）。

船瀬　敵は袋小路に突入していますね。ガン治療だって抗ガン剤も大失敗。放射線はそれより酷い。手術も無茶がばれてきた。遺伝子だってミクロの世界を突ついているうちに訳がわからなくなってきた。九七％が〝眠れる遺伝子〟なら遺伝子病因説も成り立たない。一方で「温熱」や「笑い」「栄養」などの自然療法は、大きな成果を上げている。〝治らない〟はずのガンが消滅しているのですから。

安保　だから、反論も出てこないんですね。できないんですね。

船瀬　僕もこれだけ、抗ガン剤のことを書いても、製薬会社もどこも何も言ってこないんですよ。おかしいですね。世界最大手のファイザー社などなど。まあ、彼らが公表した「医薬品添付文書」を元に批判しているから、彼らも反論のしようもないでしょう。ファイザー社の抗ガン剤など副作用は、それこそ数十も列挙して書き切れないくらい。なのに、肝心の〝効能〟は、一行も書いていない。つまり、〝効能〟はなくて毒性作用ばかり。彼らも、抗ガン剤は単なる猛毒物であることを公式文書でも認めているのですね。それが、世界で何十万人にも投与されていることに戦慄します。

●腸造血と骨髄造血——生命の神秘

奇　森下敬一先生がおっしゃっている腸造血と骨髄造血について、安保先生のお話を少しおうかがいしたいです。

安保　造血というのは動物によって、全部違うんです。まず、造血で一番古いのは、腎臓か肝臓なんです。だから人間の胎児は肝臓造血なんです。肝臓で赤血球をつくるんですね。生まれてから、それまで脂肪だけしか造らなかった骨髄が、突然脂肪をつくるのを止めて、赤血球を作り始めるわけなんです。

その作り始めるきっかけの刺激は、なんと人間が肺呼吸し始めた、酸素ストレスで作り始めるということを見つけたんですよ。

船瀬　そうですか。じゃあ、おぎゃあと泣いた瞬間に。

安保　そう。普通だったら、じわじわ骨髄の造血が進化すると思われていたわけなんです。血液の教科書を見ると、よく、卵のうで造血の時期、肝臓の時期、骨髄の時期、ってみんな重なるように書いていたわけなんですが、そんなことはなくて、肺呼吸の酸素ストレスで始まっていたんです。その濃い酸素を処理するために、胎児型赤血球が生まれるんですよ。

胎児は肝臓で全部造血しているんですが、肝臓は腸から進化しているんで、腸造血って言っていいんですが、それが酸素ストレスで壊されて、一週間後に新生児黄疸がくる謎なんですね。

だから一〇〇〇グラムや一二〇〇グラムで、生まれても、肺呼吸を開始すれば、骨髄造血を始めるわけです。こういう発見をしたんです。

船瀬　ようするにそれまでは、胎児は羊水のなかで水生動物だったんですものね。

安保　それまではずっと肝臓造血なんだね。

動物が上陸したのは、三億六〇〇〇万年前なんですが、そのときほとんどの動物は、酸素を吸いすぎて、のた打ち回って死に絶えたんだね。活性酸素で死ぬんです。それで、やっとその酸素を処理できる、骨髄造血を見つけた両生類が、上陸に成功しました。

船瀬　ドラマですね。

安保　だから生命は、腸造血が基本なんですね。肝臓は腸から派生しているので元を正せば同じものです。一方で硬骨魚類にいったものが、腎臓造血になって、魚はみんな腎臓造血です。だから川魚とか、腎臓が大きいのですが、海の魚ってすごく小さいんですよ。淡水魚は、大きな腎臓で赤血球を作っています。背骨にへばりついた茶色のはらわたみたいなのが、あれが腎臓なんですよ。

だから硬骨魚類は腎臓で造血しますが、そのなかでも泥にもぐったグループは、いままでも腸造血なんだよね。ドジョウです。だから動物によって、造血はみんな違うんですね。

サメのような軟骨魚類は心臓造血です。サメの心臓切るでしょ、そうしたら筋肉の中から血が出てきます。一番多いのは、腸造血であとは骨髄造血、そして硬骨魚類のように腎臓造血にいったのかな。

●自由自在の幹細胞の謎

船瀬　臨機応変ですね。いまいろんな臓器が造血するというのは結構常識なんですね。腸造血を最初に唱えた森下敬一先生の『血球の起源』というのはなぜ、あんなに叩かれたのでしょうね。

安保　骨髄のことばかり、考えるからですよ。私は、勘で思うのですが、骨髄は新参者の造血臓器です。骨髄で赤血球をつくるのは、ずっと後のことだから。

いまの医学では、ステムセル（幹細胞）は骨髄にあって、骨髄のステムセルが肝臓にいったり、胸腺に行ったり、リンパ球をつくったりしている、という。ところが、そんなものは、まちがっているんです。体中が、幹細胞で、ぜんぶ自前で作っているんですね。だから骨髄みたいな、新参者の臓器が幹細胞の起源だっていうのはひとこと聞いて間違いだってわかるんです。

船瀬　指を切ると、なんで治癒して再生するかといったら、一回幹細胞に戻るんですね。

安保　幹細胞、というのはどこにでも住みついているんです。いまの免疫学では、胸腺も、ステムセルが骨髄からくる、っていっているんです。それを自前でやっている、と。どうやって証明したかといいますと、ネズミを肩から腰まで切って縫い合わせて、二匹のネズミは血液の循環だけは共有するんです。そうすると、最初は引きずりながら、歩いているんですが、三日目辺りから、水飲むときも食べるときも一緒なんです。それで、二週間たつと、血液の細胞がみんな交じり合ってね、二匹のネズミの固体識別を遺伝子でしらべてみますと一対一で赤血球もリンパ球も交じり合っているんです。でも、胸腺とか腸管のリンパ球を調べてみると、交じり合っていなくて、全部自前でつくっているんです。だから骨髄から幹細胞がきて、いちいち造るというのは違うんです。胸腺には胸腺の、腸管には腸管の幹細胞があるということが分かるんです。

それで、コトがあれば、リンパ球使ったり、赤血球をつかったり、血小板つかったりと自由自在なんです。それが幹細胞の謎だったんですね。

私の研究は、こういう「生命の基本」というようなもので謎解きをしています。いま流行りでないから、だれも読まないけれども、日本語で読むとみなさんびっくりするようなことが書いてあります。そういう論文をかいたものが『医療が病いをつくる』(岩波書店、二〇〇一年)です。それは、そういう骨髄の問題や、胸腺、幹細胞の医学的な発見のデータも全部載っています。

奇　白血病では、骨髄移植がされていますが?

安保　結局、白血病になるような幹細胞があって、それを叩いて健康な人のを移植すればいい、という対応なわけです。ヒトの幹細胞を殺すには全身放射線照射しかないわけです。それで、もう命が縮まってしまうんですね。私は子どもの白血病もストレスがあると思いますし、あるいはストレスを受けた後のウィルスの暴れですね。

だから、白血病は、ある程度妥協して、急性期は抗ガン剤で抑えたとしても、徹底的に叩かないで、あとは免疫を高めるために、ストレス・食事に注意して再発を防ぐ治療をすると、もっともっと白血病の子どもたちは、治るはずです。いま、骨髄移植は、ほとんど弱ってしまって、良い結果が出ていないはずです。

船瀬　免疫反応だって、他人の骨髄なら起こるでしょう。

安保　だから免疫抑制剤をつかうんですよ。

船瀬　でも免疫を抑制したら、よけいにガンと戦えなくなりませんか？

安保　ただ、たまに成功する例もありますから。難しいんです。俳優の渡辺謙さんがそうですね。だからみんな失敗したら、そういうのは立ち消えになるんですが、一〇人に一人でも二〇人に一人でも成功する例があったら、みんな希望をつなぎます。間違った治療で過酷な状況のなかでも、何人かは生き延びるんです。

だから、ガンの三大療法がこころの支え、というのがあります。

船瀬　よく抗ガン剤で、治った、といわれるかたもありますが、プラシーボ効果で治ったかもしれないんですよね。

奇　こころの支えですね。骨髄移植で治ったといっても、その後の体の状態としては、大変な状態です。

安保　だから、からだの弱い方は、治療の途中で亡くなってしまいますね。本田美奈子さんがそうだと思いますが。

船瀬　一定の毒が、薬になるということはあるのですか？　悪い刺激なんだけれども、生命力のリバウンドを誘うということも、ないことはないんでしょうね。

安保　それを、跳ね返す力のある人はね、いいのですが。ガンの三大療法が、微妙に消えてなくならないというのは、そういう理由もありますね。

●ガンの民間療法

奇　ガンの自然療法で、栄養療法がありますね。野菜とか果物を食べるという。それと同じで、蒸留水をすすめている本がありますが、これはいかがでしょうか。

安保　自然療法で治っている人たちをみると、独特の性格があって、……元気なんだよね。だから星野泰三先生の講演とかを聞くと、ものすごく元気で、もうすこしおとなしくなればいいのにって思うぐらいなんですが、ああいう元気なひとはね、塩分控えめとか、減量のほうが、おだやかになって、バランス取れていると思います。ヨーロッパでミネラル過剰で生きているような人も、塩断ちでおだやかになる。日本にも、昔からあって野口英世のお母さんもそうですが、本当に困った人は塩断ちしますね。

乱れる心を、静める力はありますね。その塩分制限の療法にあっている人は、効いているようですが、逆に塩分が足りなくてガンになっている人たちもいます。

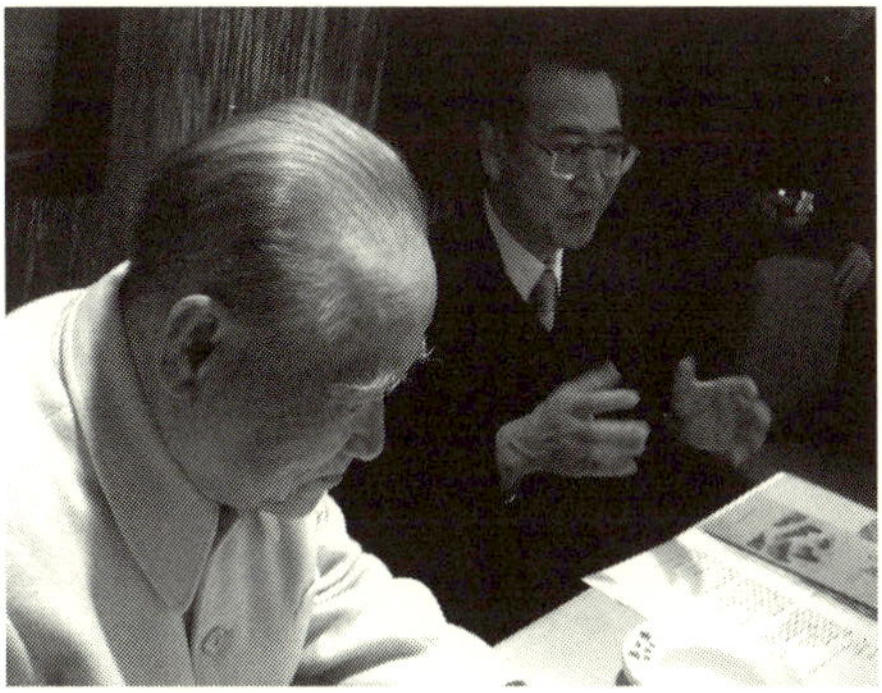

奇先生と安保先生

たとえば青森県のお医者さんに推薦状を書くために、本を一冊まるまる読んだんですが、妙に青森県で乳ガン比重が増えているんだって、りんご食べて塩分制限すると、カリウムが多くてナトリウム少ないから、冷えるんですよ。低体温になります。そうなると発ガンしてしまいます。そういう人たちは、少し塩を取ってもらうといいんです。

その先生は、りんごを食べるのを止めてもらって、漬物を食べさせてください、って言ってね。だから、状況状況で、興奮したりする人、ガンになって迷う人は、塩断ちが効くんですね。

船瀬　漢方でいう「証」というのがあるのですね。

安保　合う、合わないですね。サプリメントなんかもそうですが、いっぱいとってもダメだったものが、あるものにあたるとぴたっと、いくものがありますね。果物の発酵した酵素とか効く人がいますね。だからいろいろためしてみるのもいいんですが、割合でいいますと、七割ぐらいでいいんですよね。

●「食事」「温める」「笑う」

安保　あとは、食事と体を温めることと、笑うことですね。付け加えるとすると、体を温めるのは、外からの熱ですが、一番いいのは、自分で体操をすることです。運動ですね。ゆする体操というのは、体をぽかぽかにするるんですよ。

奇　私が考えている、体を温める方法なんですが、私はだいたい体温が高いほうなんですが。

安保　血色、すごくよろしいですよ。

奇　ええ（笑）。陽性体質なんです。私は自分ではガンにはならない、という自信をもっているんですが、それでも多くのガンの方に体をあたためることをすすめないといけない。

だから、太陽のエッセンスをつくっているんですが、高麗人参を、圧縮して干して一〇日ぐらい乾燥させます。そうすると、紅参と言いまして、紅くなります。それをまた一〇日ぐらい乾かすと、こんどは黒くなって、黒参となります。そういった、黒いもの、黒米とか、黒豆とかは体をあっためますね。

●自分に合った健康法をみつけよう！

安保　そうですね。できれば、患者がそれぞれ、みんな自分で編み出していければいいんですね。自分で合ったものが選べるし、また自信にもなりますからね。

奇　一人ひとり健康法も違いますね。

安保　そう、太っている人と痩せている人とか、元気な人とそうでない人とか、みんな合うものって、それぞれ違いますから、自分で見つけないとダメ。僕もアドヴァイスしますが、二分以上はしないんです。あんまり長くなると迷うから。でも、困ったらまた電話してきて、って言うんです。優しいから（笑）。私は、いまEメールも、手紙も電話もFAXも、返事は一〇〇パーセントなんですよ。現代のヒーローの役割を果たさないといけないからね（笑）。

子どものからだがおかしい

●低体温、アトピーの子どもたち

安保　昨日、上越の中学校で中学校一年生に講演をしてきたんです。どうして私を呼んだかっていうと、生徒がみんな保健室に来るからです。

それで中学校のその保健室を見てびっくりしました。昔の保健室って、六畳一間みたいなところにベッドが一つくらいあって、養護教員がいたでしょう。いまは教室ぐらいの広さのところに、ベッドがいっぱいあって、畳とくつろぐソファもあります。そのぐらい大きくしないとあふれてしまうんですね。

保健室にきている子どもは、みんな低体温です。それで低体温の一番の原因は夜更かしなんです。だから、みんな一二時過ぎに寝て、それは友達同士のメールです。それで父兄が携帯を子どもに持たせないってやると……。

船瀬　仲間はずれ……。話題が合わないと学校でいじめられちゃう。だから、夜更かしのメールにはまる。

安保　そう。だからみんな、あっという間に、低体温になっちゃって、午前中使いものにならないから、保健室に来て寝ているわけです。

船瀬　子どもっぽくないですね……。体温は三五〜六度ぐらいですか？

安保　体温計の最低のメモリまで、いかないんです。三五度だから。そこまで体温が上がらないんです。だから体温計で測っても、失敗したと思うんですね。そのくらい低体温だと今度は、学校に来る気力もなくなってくる。ちょっとつらいと、不登校になっちゃう。今は、夜更かしＴＶゲーム・携帯……でも仲間はずれが始まって、いじめになるんですね。つらいですね。

●コンクリート校舎で体熱を奪われる

船瀬　しかも、学校はなかがコンクリートでしょう？　コンクリートだとまた冷えちゃいますね。コンクリートの建物は体の芯まで冷えます。島根大学の研究ではマンション・団地などコンクリート住宅に住んでいるひとは、木造住宅より九年も早死にしていた。静岡大学のネズミの実験でも、コンクリート巣箱のネズミは、木製巣箱のネズミより一二倍以上もバタバタ死んでいます。コンクリートに体熱を奪われるからです。コンクリート面に接していなくても冷輻射で体熱はどんどん奪われる。「冷えは万病の元」と言われますが、精神も狂わせる。コンクリート巣箱で育ったネズミは、メスの場合子どもが生まれるとかみ殺して食べてしまう。オスのネズミは他の群れのネズミに襲いかかって血まみれにしてみな殺す。最近の虐待や衝動殺人の元凶のひとつに、この体熱を奪うコンクリート・ストレスがあると確信します。しかし、コンクリート利権が絡むのか、政府も建築業界も黙殺。卑怯ですね。コンクリート校舎の子どもたちも、実験ネズミと同じ状況に〝強制的〟に押し込められている。その心身ストレスは惨憺たるありさまです。なのに文科省ですら、この重大ストレスから眼をそらす。許せません。

安保　そこの学校は、極力、木造にしようということにしていたんですね。最後に有機溶剤の検査までして、アトピーの子どもも学校に入れるようにしたんですよ。それで検査に合格したんですが、実際に学校が始まったら、つぎつぎやられる子がでてしまった。

船瀬　校舎は良かったんですが、机と椅子から、有機溶剤がでてきたらしいです。

奇　こういう、おしゃれな椅子が、意外と有機溶剤を使っているんです。

奇　いまのままで、若い人たちがどうなるか、考えるととても恐ろしいですね。

●次に病院で待っているステロイド地獄

安保　そうですね。さらに有機溶剤で過敏になった子に発疹が出て、病院に行くでしょう。そうすると皮膚科でステロイドをだされてしまう……。治す機会を失ってしまうんですね。

船瀬　悪循環ですね。リバウンドもすごいんでしょう？　顔がパンパンに腫れ上がる〝ムーン・フェイス〟とか副作用も凄まじい。だから、やめるにやめられなくなる。対薬依存性ですね。そのうち投薬量はドンドン増えていく。患者の体に耐性ができて効かなくなってくる。製薬メーカーは用量が増え、儲かって笑いが止まらないでしょう。こうなると麻薬中毒患者をつくっているのと同じ。初めから病気を治す気持ちなんかない。そして、最後は死が待っている。このステロイド地獄に引きずりこんだ医者は、何の罪の意識も感じていない。ガン治療も同じ。他の薬物療法も同じ。製薬メジャーの巨大利権を潤すだけの薬物療法を、現代医学は根本から反省するときです。

安保　ステロイドは、ダメって、はっきり言ってくれる人がいないところで、どんどん引きずられてしまうワケです。一時しのぎで、使うんですね。リバウンドの前に出てくることなんですけれども、ステロイドを使うと、ごわごわすると同時に、汗をかく機能を失うんですね。汗がかけなくなるとどうなるか。暑いと服を脱ぐしかない。だから、ちょっと暑くなると、みんなTシャツ姿になって、異様な雰囲気です。また、寒さにも弱くなっていきます。

船瀬　皮膚呼吸ができなくなるんですか？

安保　皮膚呼吸の機能は、ステロイドで全部壊れてしまうんです。

奇　大きな面では、生命の退化現象の問題が深くなってきていますね。昔は、僕らの歴史からすると五〇〇年前、一〇〇〇年前の祖先の生活をそのまま続けてこれました。価値観や生活の方式を受け継いできました。いまはまったく違っていて、それが切れてしまっている。一〇年前とも違ってきてどんどん変わってきている。だから今後どういう怪物がでてくるかわからないですね。

船瀬　そうです。自分の親を殺したりしているんですから。「大学に行くよう」注意されただけで母親を殴り殺した阪大生がいました。実の妹を殺してバラバラにしたり、夫を殴り殺してバラバラに刻んで捨てた若い妻も……。自転車ですれちがう時の口論でメッタ刺しに殺された大学生など、最近の事件は、もはや常軌を逸しています。

奇　そうまでなってきていますね。昔はたいてい自分のお父さんお祖父さんの考えを受け継いできました。いまは、絶たれていますね。若い者たちに生命と精神の退化現象のしわよせがいっているのです。

船瀬　暴行罪で逮捕された人は、この一〇年間で、四・七倍に激増しています。それも武器を使わない衝動的な犯罪です。目の前のもので殴ったりしているんです。六〇歳台では八・七倍！「ぶち切れる」衝動は、年齢すら無関係になっている。もう怖くて他人に注意すらできない。

●キレる子どもとお菓子

船瀬　たとえば、こういうことがあります。煙草を買おうとして並んでいて、目の前のおじいさんが、買うのにモタモタしているから、「急げ、コラァ」といったら、おじいさんは「うるせいな」と言ったんでしょうね。「なんだ、このやろう」と逆ギレしてボンボン殴って、煙草一箱のことでおじいさんを殴り殺した、ということがあるんです。

奇　自己統制能力を失っているんでしょうね。衝動に弱いものだから。悪いことでも、考えられずにすぐ行動してしまう。人間がそうなってしまう時代に入ってしまったものだから、はやく抜け道を探さなければいけない。人類に対して、悲観的になってしまいますね。

船瀬　昔の暮らしを取り戻すことでは、ないでしょうか。早寝・早起き、ちゃんと風呂に入るとか、毒性のものを控える…とか。

安保　お菓子を控えないとね。あとジュース。

船瀬　そうですね。いまは、米の売上高より、お菓子の売上高のほうが高いそうです。お菓子が主食になっているんですよ。

安保　お菓子を食べるのは日常的になっていますね。おかずがわりにアイスクリームを食べたり…それでまた体を冷やしたり。冷えて甘いもので、また冷える。

船瀬　食べ物が洋風化しすぎましたね。朝から晩までカタカナのものばかり。逆に、アメリカのお金持ちの人はマクロビオティック（玄米正食）をやっているとか。ハリウッド俳優のトム・クルーズの好物なんて切干大根らしいですよ。

安保　切干大根やおから、これら辺りを食べたときの便の通じはすごいですね。玄米やごぼうもいいですね。

船瀬　土が命を作ってくれているんですね。土の中から取れるものは、大体いいんですよ。根菜類は体を温めるんですよ。だから冬などゴボウや大根、里芋、ニンジンなどの煮付けを食べれば体は自然に温まる。また冬は鍋物。伝統の日本料理は、栄養面でも素晴らしい。なのに、若いひとほど日本食離れがひどい。そして、冷え性や肥満で悩んでいる。すべてが、悪い方向に行っていますね。だから大きい病院がポンポンできるんでしょうか。

安保　それでね、聖路加病院とか慶應病院とか、大病院を建てるとね、抗ガン剤でもなんでも使わないと維持ができなくなるんです。日野原重明先生もすごくいいこと言いますけれども、あんな立派な病院を建ててしまったら、必ず回収しなければいけない（笑）。

船瀬　雲の上の人ですから（笑）、足元ではとんでもない状態なわけです。

ある国立大学の医学部に、「ガン治療で八〇パーセントの人を殺していた」という論文を書いた方がいらっしゃいました。そうしたら学長がなんとその論文を破り捨てた、という事件があったんです。僕はその博士論文のコピーがあったらなんとか手に入れたくて、ニュース・ソースをあちこと頼ったのですが、無理でした。まさか、破られるとは夢にも思わなくて、目の前でゴミ箱に捨てられたものですから、コピーがひとつもない。そのかたは、もう国立大学の医学部を辞められたんです。

僕は、そのかたはその後、町で代替医療の医者でもされていると思っていたんですが、実は、某大病院の理事長をやっていらっしゃったんです。彼は、抗ガン剤が八〇パーセントの人を殺すことを知っているのだから、そこでは代替治療をやっておられるかと思ったら違うんです。もう、抗ガン剤・放射線が患者を殺すことはよくわかった、この医者も看護師も何十人もいる大病院を維持して、食わせるためには、抗ガン剤・放射線を止めたら、病院はすぐ破産するから……っていってね。

安保　やはり患者のほうが、賢くならないとダメだね。

船瀬　だから、大病院に行っちゃダメなんですよ。

●建物も病気を作る――木の建物、木造都市が人類を救う

船瀬　九州大学の綿貫教授というかたが面白い実験をされました。合板の机とパイプ椅

子で勉強している子どもたちと、それから小国スギという、塗装しない無垢のスギの机と椅子で勉強をさせて実験したんです。九八人を三クラスに分けて、これまでの机を使っている人、新品に合板をつかった机の人、木の香りのするスギの机、それを三カ月間使ってもらい観測しました。すると免疫グロブリンAという、免疫力のひとつの指標にあたるんですが、スギの机で勉強した子どもたちは、平均で三七パーセント、アップしていたんですよ。新品の合板を使った子どもは、一・七パーセントしかアップしていませんでした。約二二倍の効果にあたります。

この実験はスウェーデンの国際人間環境会議で発表したら、世界中のみなさんがびっくりされました。なぜ、それほどまでに、免疫力が上がるかといいますと、それはスギの香りなんですね。スギの天然の芳香がそういう効果をしめすらしいです。同じ調査を林野庁もやっているんですが、東京の心身ともにストレスにまみれた、サラリーマンの方、一二名を、信州のロッジまで来てもらって、何もせずぶらぶらしてもらって、ただスギの森のなかを歩いてもらっただけで、初日に、ナチュラルキラー細胞活性（ＮＫ活性）が二五パーセント増になり、翌日には五二パーセント増ぐらいまでいきました。二日間で、一二人のガンと闘う免疫力の平均が一・五倍強、伸びたわけです。

奇　それは森林セラピーですか。

船瀬　森の香りのね。自然な木からは芳香物質が揮発しています。フィトンチッドと呼ばれる成分で、これらには免疫力等を活性化する作用が確認されています。つまり〝木の香り〟には、人を癒す作用があるのです。林野庁の実験は、森の癒し効果も立証しました。すでにドイツなどでは、森林セラピーは健康保険で適用されているのです。一方、日本の厚労省は効果のある代替療法を敵視し、弾圧しています。医療マフィアの片割れだから仕方がない、といえばそれまでですが、良心のカケラくらいは持って欲しい。

編集部　綿貫先生は、同じ学校で、そのあと床をされたんですよね。

船瀬　そうです。木の香りが高い低温で乾燥させたスギと、高温で乾燥させたスギを貼った床で調査してみると、同時期に流行ったインフルエンザでの罹患率が、高温乾燥させたスギの床の教室の生徒に比べると、低温乾燥させたスギの床の生徒は一〇倍ほど低いんですね。だからシックスクール、ということはありますね。学校も天然素材で作ると、そういう精神が安定するようです。

編集部　住まいも同じですが、うつわというのも、大切ではないでしょうか。食べ物や教育、生き方から発生することもありますが、うつわから出ている、病気というものも深刻なのではないですか。

船瀬　クロス、と言っていますが、塩化ビニールですから。そしてそのしたには、ホルムアルデヒトやなんかが隠れていまして、そうとうカビもあります。

●コンクリート・ストレス

船瀬　コンクリートは冷えて体熱を奪うでしょう。そうすると冷輻射といって、いわば遠赤外線と逆の効果になります。ヒヤッとしますね。

安保　あの、むき出しのコンクリート、いやだねえ。

船瀬　冬にマンションに行きますと、コンクリートにビニールクロスを貼っているんですが、座っていますと、背中がぞくん、ぞくんとしましてね。体熱を奪われているのが分かるんです。膝からしたの骨からずんずん冷えてくる。だから、建物からくるストレスというのもそうとうあるんですよ。

安保　韓国は、すごいマンションブームではないですか。

船瀬　そうです。韓国のテレビ局が日本にコンクリート・ストレスの取材に来ました。

奇　私の獄中の体験からいいますと、最初木造の牢屋に入っていまして、あちらは食べ物もまずくて、閉口したのですが、風邪などはひかなかったんです。しかしコンクリートの新しい牢屋が建って、そちらは水洗トイレもあって衛生的だったのですが、皆、病気になってしまった。皆、冷輻射で体熱を奪われてしまったんでしょうね。行く前は、良いように見えたのですが、なかに入ってみると、木造と全然違いました。

船瀬　マンション・団地がそうですからね。そして学校もそうでしょ。コンクリートからコンクリートへ移動しているだけということになります。ネズミの実験でも、コンクリートと木の巣箱を用意すると、木の巣箱は一〇〇匹中八五匹生き残るのですが、コンクリートの巣箱だと七匹しか生き残らない。

奇　コンクリートもそうですが、化学資材は「反生命」ですね。人間が人工的に造って、それをつかう。そういう物質は人間の体にとって異物ですね。

船瀬　また、ネズミの実験ですが、コンクリートの部屋と、スギの床を張った部屋を通路で結んで、コンクリートの部屋でネズミを放すと、ネズミは一瞬でスギの部屋に避難していくんですね。それで、もうコンクリートの部屋に戻らなくて、一日中スギの部屋にいるんです。生存本能がそうさせるんでしょうね。

安保　それを映像で流したら、マンションに住んでる人は、がっかりしますね（笑）。

船瀬　安藤忠雄さんのように、コンクリートの打ちっぱなしが好きな人は、いけばいいんですが、ネズミは生存本能だけで動いているものですから。ネズミが逃げ出すんだからね（笑）。

コンクリート・ストレスの例ですが、木造校舎とコンクリート校舎の学校で、インフルエンザがはやったときに、子どもたちの健康調査をすると、コンクリート校舎の子は二一・八パーセントも学級閉鎖になっているのですが、同じ土地の木造校舎の学校での学級閉鎖の割合は一〇・八パーセントなんです。学級閉鎖率が二倍も違う。

もっとすごいのは「イライラする」と訴えている子どもが、木造校舎に比べて、コンクリート校舎の子は、割合にして約七倍いるんです。頭痛がするという子どもは一六倍もいて、お腹が痛いという子どもも、五倍いました。体がだるいという子どもは三倍。僕は「コンクリート・ストレス」がひどいと、国土交通省に訴えているんです。

編集部　統計としてみた場合、どちらかといえば、都会の学校は、コンクリートの学校で、田舎の場合は木造校舎ができやすいという、ことがありますね。建物の影響というのは、完全にあると思うのですが、コンクリートの校舎しか作れないという都会的な条件のなかでもう少し別のファクターはないのでしょうか。ただ奇先生の獄中体験と船瀬さんのおっしゃったネズミの実験では、あまり他の要素はないから信憑性が高いと思えます。

船瀬　あとコンクリートで作っていても、内装に一・五センチぐらいの木材を貼れば、そうとう木造に近いものにもできます。

奇　韓国では、赤土の家というのがありますが、あの建物に泊まった後はとても気持ちが良いですね。

船瀬　遠赤外線とか冷輻射のことを、建築家の方は案外知らないようなんです。僕は日本建築学会に、「子どもたちがコンクリート・ストレスで悲鳴あげています。日本建築学会で研究してください、私の手元に学術論文が全部あります」と電話したんですね。そうすると、「コンクリート・ストレス？　知りません。初めて聞きました」と仰るので「じゃあ調べてください。資料はありますから」と言っても「調べません。そんなものは集めません」というから「じゃあ対策を教えてください」と聞いたら「あなたにいう必要はない」って言われたんですね。国土交通省と同じ対応です。ようするにコンクリート資本と鉄が、日本の建築を支配しているんですよ。

安保　それでもね、建築業界から年に二・三回のペースで講演を頼まれるようになりました。先日は、東京のプレハブ建築協会で講演をしてきました。

船瀬　危機感をもっているんですね。ようやく建築業界も、自分たちが〝病気の器〟を作ってきたことに反省しているわけだ。

安保　ええ。これからの新しい建築って絶対あるはずだと思って、乗り遅れないようにしているんですね。

編集部　聞いた話ですが、アメリカの海軍では鉄の船のなかで、年がら年中、風邪を引いているらしいですね。鉄の箱の中でしょ。当然、食べ物のせいというのもありますが、あと密閉したなかにたくさんいるというのもあるでしょう。でも鉄の中に囲まれているというのは大きいのでしょうね。

船瀬　船の設計で言えば、とにかくキャビン、船室は木造で作れ、というのは常識らしいです。なぜかというと、剥き出しの鉄の部屋の中だと、必ず喧嘩や殺し合いが起こるそうです。

編集部　軍艦じゃそうはいかないんでしょうね。

船瀬　そうですね。だから、普通の船では、乗組員の部屋もすべて木造らしいです。そうしないと凄まじい喧嘩が起こりますから。そういうことをもっとマスコミは伝えて欲しいですね。

医療の流れを変えよう

●医療はこのままではパンク、崩壊する

編集部　お話をうかがっている間に、これは大変なテーマに、直面しているぞ——とだんだんわかってまいりました。また、お医者さんにしても、患者さんにしても、「いまのあり方では何かおかしい」と認識している人も増えてきていると思います。ただ、それが

なかなか大きな時代の流れにならない。それからもうひとつ、船瀬さんが厚生省に、切り込み取材をして、役人の本音を聞きだしてきているんですが、僕の感じでは、医療がこのままでいくとパンクをしてしまうのではないかと思っています。

それで船瀬さんの説とか、安保先生の本のことを、行政のほうが取り入れて、医療を変えていく、ということをしないと彼ら自身が成り立っていかないのではないか、と思っているんです。表面的には、厚生省は、我々のようなことを「トンデモない」と思っているかもしれませんが、そのうち安保先生大歓迎、というようなことに流れが変わるんじゃないかと思ってもいるのです。

そこで、ぜひこのような流れをいっそう大きくするためには、ひとりひとりが何をすればいいのか、と、いうのを少しお聞かせいただければと思います。

●生命の覚醒運動

奇　行政というものは、どこでもいつでも保守的ですから、変革は望みませんよ。だから、世界的に新しい目覚めが必要なんです。そうすれば制度の改革とか新しい考えが、一般的に伝わるのではないかと思います。それには、生命の覚醒運動が必要と思っています。それは、自分の生命をどれぐらい大事にするか、自分の生命を大事にすれば、他人の生命も大事、他人の生命のなかに自分の生命を見るということです。あらゆる、昆虫とか植物、石ころにも生命の霊性を見るということです。宇宙の意思がそこに体現されているのですから。

いちど、そういう生命の霊性の話を世界先住民族国際会議で話をしました。大地に祈るときに、これからの世界は、武力とか金とか強者が中心になるのではなくて、弱者が中心の世界になる。そういう世の中になれば、争う必要もない、ということを言ったんです。そのときアイヌのひとたちが、エカシ（長老）と同じことを言う、といってきてくれました。宗教も文化も言葉も違うが、同じ考えが持てる、民衆の力を集めて生きたいですね。

あと「霊性」というのは、眼に見えることばかりがすべてではないからです。眼に見えることばかりを考えるのが問題です。眼に見えない世界が必要です。そういった議論は増えてきています。

安保先生や船瀬先生の働きかけでは、時代の趨勢はそうなってきていると思います。より一層行政に働きかけることで、そうなると思います。

●人間本来の生き方にいかに戻るか

安保　ここ一〇〇年・二〇〇年、科学万能主義・物質万能主義でやってきたわけですね。

それで日本は、「病気を薬で治す」って決めてしまいました。あとの診断は立派な機械をつかって判断する。脈を診ることも、顔色を診ることもみんな止めてしまいました。だから、検査でしか人を診られなくなってしまいました。

検査の数値と、あと出すのはお薬、これでは病気は治るわけはないね。こういう新しい医学で、病気は、はじめから生き方の問題や考え方の問題、あと薬は治癒を阻んでいるということにたどりつけば、人間本来の生き方にいかに戻るかということになりますね。そういうときに次に仲間になれるのは、農業の人たちですね。

その理想の医学で真理はひとつだから、西洋医学の手法でもいいし東洋医学の手法でも良いから何かひとついいものがあれば、対症療法ばっかりやっている流れから脱却できるんじゃないかな、と思うんです。

船瀬　病気が治らないから、現場のお医者さんたちも悩んでいらっしゃらないですか？真面目な医師ほど苦悩しているようですね。ノイローゼ、うつ病、薬物中毒さらに自殺も多いとか。

安保　そうです。患者も迷惑していますが、医者も幸せではないんです。

●医療・農業・教育で人間を取り戻す

船瀬　農業は生命産業ですね。ほんらいは生命の源をつくりだす素晴らしい産業ですよね。生命力のある作物をつくり、それを患者が食べる。すると、大抵の病気は治ってしまう。本物の食による食養の力はすごい。ところが農薬、化学肥料への依存が、農地、作物までも疲弊させた。医療現場とあまりに似ています。

安保　農業だって科学万能主義で、農薬・除草剤・肥料でやってきて、いま頭打ちです。その次に破綻したのは、教育ですね。教育は心の問題を全部置き去りにして、勉強できること、学習の技術の向上だけに走りました。その結果、人間崩壊・学級崩壊、そして子どもたちの心の破壊です。だから、医療と農業と教育というもので人間を取り戻そうというのが一緒に始まっているんじゃないでしょうか。ほかの分野も破綻しているんだけれども、一番破綻したのは、人間の生き様につながっているもの、医療と農業と教育の三つの分野ですね。

昨日、まさか中学校に講演を呼んでくれるなんて、と、感動して行ったんです。だって授業中にやるんですよ。こんな「危険思想」の持ち主の講演を（笑）。そうしたら、教育も馬鹿でかい保健室になって、音をあげているわけです。

保健室の養護教員も、手に負えないのです。だって、アトピーがこじれていれば、子どもには、皮膚科の医者がステロイドを塗れって言うし、こっちは治らないでかわいそうだし。だから、いまのように行き詰まっているこの三つの分野からの流れが盛り上がってきて、目覚めれば、すごい力になると思いますね。

船瀬　そうですね。臨界点に達してきていますから。もう、親も、子どもも、患者も「おかしい」「だまされた……」と気付き始めている。『抗ガン剤で殺される』（花伝社）を読んだ方々は驚愕絶句して、怒り心頭ですよ。なにしろ、厚労省の抗ガン剤担当の技官が「抗ガン剤がガンを治せないのは常識だ」と公言しているのだから。責任者である厚労省の医療課長も「抗ガン剤は、いくら使っても効かない」「保険適応から外すべき」と公開シンポで堂々と発言している。まさに知らぬは羊のようにおとなしかった患者ばかり。次に出した『ガンで死んだら110番、愛する人は〝殺された〟』（五月書房）も、その痛烈な怒りをこめたものです。なにしろ医者二七一人にアンケートをとったら二七〇人が、自らには抗ガン剤断固拒否ですよ。そして、彼等は自分の病院にガン患者が来たら迷わず抗ガン剤を打つでしょう。もはや抗ガン剤〝治療〟現場は、〝虐殺〟の地獄ですよ。

安保　そろそろ抗ガン剤を使うことを、「体に悪いことをして病気が治るはずがない」ということ、その愚かさを捨てなければならない、と思いますね。

船瀬　みんなそろそろ、気がつき始めたと思います。「裸の王様」寸前だと思いますね。

奇　気がつき始めたのを、船瀬さんが火をつけましたからね（笑）。

●飲み続けてよい薬はひとつもない

安保　医療費は税金で集めていないから、特別なんですよ。医療費って保険料で集めて、国家財政とは別に払っています。だから、医療費に三〇兆円も使われて、とんでもないカネがつぎ込まれているということも、みんな感覚が麻痺していて分からないようになっているんです。

たとえば、七〇歳以上のお年寄りは、医療費負担は一割です（一部二割）。その人が、病院に行って、月三万円の請求がきて払っていても、治らない。実際のところ医療費は医者に三〇万円払っているのに治らない、この悔しさ。それに、みんな怒り狂わないとダメなんです。三万円だったら、治らなくてもしょうがないのかもしれないけれども、本当は三〇万円医者に払って、検査して、薬一八種類ももらったりしても治らない。

医療費・保険料が、払っている人の懐も痛まない、というところで動いていて、「治らないのに、当たり前」となっています。そこのところに腹を立てなくちゃいけない。三〇万払ったら、腹が立つでしょう？　そのお金が医者に入るわけですから、ひどい話です。

船瀬　抗ガン剤の値段が、〇・一グラム七万円には驚きます。一cc打ったら、七〇万円ですからね。私の叔父も、とにかくウエストポーチに、薬をいっぱい入れています。「これを飲まないとあかん」と机の上に、赤やピンクの薬を並べる。

安保　そうですか。やっぱり、「お年寄りが飲んでもいい薬は、一種類もない」ということを強調しておきたいです。この本の副題にいかがですか。

船瀬　それはいいですね。「薬と医者が病気を治す」という〝薬信仰〟と〝医者信仰〟をなんとかしないといけないんです。

●医療費の仕組み

安保　あと医療費の独特の仕組みですね。誰も懐が痛まないのに、お金だけが動いているというこの仕組みをなんとかしないといけないですね。

奇　日本の医療費は、国家予算からすると何割ぐらいにあたるのですか？　三分の一ぐらいですか。

安保　国家予算は、七〇兆円、八〇兆円と言われていますので、それと全く関係ないところで三〇兆円。割合を考えると、国家予算の約半分のお金が動いています。

奇　半分近く！　通常、国が一番お金を多く使うものに、国家は支配されます。昔は日本陸軍が一番お金を使って、支配をしてましたが、今は、日本医師会となりますね。

船瀬　巨大利権ですね。その背後には、世界的な製薬メジャーがいる。それを繰るのが石油化学メジャーです。わたしは、かれらのことを医療マフィアと呼んでいます。夥しい人々を〝虐殺〟して、莫大な利益を得ていながら、法の裁きから一切、免れているからです。また、医療マフィアの中心に国家（政府）が鎮座していることを、患者たちはまったく知らない。無知、お人好しに過ぎます。政府が医療マフィアの一員なんだから、患者のために対策を講じるわけがない。

安保　利権を破るには、やはり「飲み続けていい薬は、ひとつもない」ということを徹底させないといけません。

編集部　エルビス・プレスリーが死んだときにどれだけの薬を飲んでいたか、ということが何かの本に書いてありましたが。何十種類もあって、べらぼうな量なんですよね。結局、精神安定剤の薬をたくさん飲んで、体が壊れてきて、それを守るために、また薬をつかう……。

安保　そうですね。どんなに利権があったとしても、患者がそれをしっかり認識して、患者自身が飲むのを止めてしまえば、勝てるんですね。

船瀬　消費者運動の大原則ですよ。「買わないという権力」を行使する。

編集部　いまは医者から薬をもらって「飲まない」というひとたちもいるようですね。

船瀬　病院の前の溝をさらったら、捨てた薬がざわざわ出てくる、という話ですね。無茶苦茶ですね。

編集部　安保先生がさきほど教育の問題で、心の問題が置き去りにされている、とおっしゃられていて、そのとおりだと思うのですが、これはなかなか危ない議論でして、国家・為政者の側も同じように「心の問題」を出してきています。

僕は、船瀬さんの話を聞いていても思うのですが、学校という場所は笑うことを教えないし、笑わせない。いまの子どもたちは、何で笑うかといいますと、「いじめ」の笑いなんですね。だから、いじめないで楽しく笑うということを、学校の教育でできれば、と思います。

青雲の志

●抵抗闘争から健康運動へ

船瀬　奇先生は何度も投獄されたり、死刑直前に命が救われるなど、大変、数奇な人生を過ごして来られたと聞きます。生い立ちをすこしお話しいただけますか。

奇　僕は波乱の多い人生を歩んできましたが、若いときはとにかく人を許す、ということができない性格でした。

いまから六一年前、一九四五年八月一五日の日本の敗戦。それまでずっと日本と朝鮮が「内鮮一体」といわれて育った青春時代でした。もちろん「内鮮一体」も対等の立場で一体ならいいんでしょうが、そうではなかった。飢えた狼が腹のなかに羊を入れたという、そういう一体でありました。

それで言葉も朝鮮語を使うと「非国民」と罰せられました。朝鮮人が朝鮮語を使うと「非国民」。そういう次第でしたから、朝鮮人が、朝鮮語を話し自国の詩を読み歴史を学ぶのは、当然と考えていたのです。それだけの、少年のわずかな正義感で、読書会をやりました。

そうすると特高警察がやってきた。折檻されて拷問をうけ六カ月ぐらい牢屋にいれられました。終戦を迎え、牢屋から解放されたときの解放感はとても大きかったです。

船瀬 中学時代に先生をなぐったこともあるとお聞きしていますが。

奇 殴ったというのは、自慢にもならず、大げさかもしれませんけれども。

担任の日本人の先生が、中学生が誰か人のものを取ってきたが、それを返してあげたときに、「お前、人のを盗んできて後で返したらいいと思うなんて法はあるか」とここまでは良かったんですね。その後がひどかった。「お前、日本人だろう。日本人なら恥をしれ、朝鮮人ならともかく、お前は日本人だろう……」とかいうのを聞いて、パーっと頭に血が上がっちゃって、私は小さかったんですが、教壇に飛び上がって、パシっと先生のほっぺたをひっぱたいた。それから問題を起こして、（学校を）やめてしまったんですが。

編集部　そのときはなんと仰られたんですか。

奇　「朝鮮を盗ったのは日本人じゃないか！」って言ったんですね。日本人は人のものを盗んだら恥ずかしいとおもうのか、そうしたらなぜ朝鮮を盗んでも恥ずかしいと思わないのか。「あやまれ」っていっても「僕はあやまらない」。「先生があやまるべきだ」といったんですね。

●度重なる投獄、四〇年以上の弾圧

そしてそのあとも、ずっと体制に反対するようになりました。それで一一年ぐらい牢屋に入っていた。そのあとも、一五、六年は逃亡者みたいになりまして、あとは公民権剥奪が一六年続きましたから、私の人生は四〇年以上にわたって国家によって弾圧された、ということになります。

編集部　国のために立ち上がったのだったら、終戦後は「英雄」ということではないんですか。

奇　反対になりましたね……。韓国の新政府の誕生からして、そもそもまちがっていた。

三八度線という分割線は、ただ単に日本の軍事的な分割線であるわけですよ。関東軍の管轄が三八度線以北にあったというだけ。それをアメリカ軍とソ連軍で分断しあったわけですから。日本の植民地支配が残っているわけです。

韓国の新政府は、アメリカ軍だったわけです。そして新政府についた人たちは、日本の手先である親日派だった。彼らがまた、新しい権力の中枢に入ってしまった。つまり、解放感とともに「新しく生まれた」と思った国が、また違う支配のなかにはいってしまったということです。私はまた李承晩政権のときにもう一度、国事犯として刑務所に入れられた。北から人民軍がきて、脱獄できたのですが、ただ、そのとき一緒にいた北の人も私は気に入らなかった。私は理想主義で人道主義で、そのときは社会主義者の立場でありましたが、「自分の考える理想国家はこんなものではない」と思いました。

そのあと共和国の義勇軍に参加したのですが、失望は大きく故郷の光州へ歩いて帰ろうとしたのです。それで山の中に入って、非武装のパルチザンになりました。

私の知り合いが、パルチザンの新聞を出していたので、「その編集を手伝ってくれないか」といわれ編集長もやりました。そうしているうちに故郷では、とうとう「札付き」となっておりました。

私の家は、裕福な家でしたので、それこそ苦労することはなかったとは思いますが、不穏分子となりました。私は金持ちの総領息子だったわけですから、苦労をしないでも良かったのかもしれません。しかし、朝鮮の独立運動のときに、お金を持っている父を憎んだんですね。父への憎悪が、私の反抗でした。父を憎むことは、日本を憎むことだったんです。

●独房のネズミ、窓外のスイカの花

船瀬　独房でネズミに逢われたそうですが。

奇　独房というものは、いつも壁に向かって一人でいるものですから、あんなに生き物が親しく見えたときはなかった。ネズミは普段はあんまり近づいてきませんでしたが、飯を与えて親しくなりました。ネズミが来なければ淋しくなって、体をよじるようにして待って心配していたんです。

またそれで一番感動したのは、鉄の枠の窓辺にスイカの種が来て、芽を出して花が咲いて、なんと小さな実がなったんですよ。あのとき本当に生命に感動をしました。「あらゆる生命はつながっている……!」というメッセージが宇宙の彼方から来たような気がしました。

そのときに、私をずっと苦しめていた加害者に対する憎悪や、敵対しているだけで「彼らを憎むだけでは何にもならない」ことを、思いました。

船瀬　そのときあらゆる人をゆるして健康運動に身をささげようと決められたのです

か？

奇　いえ、まだそのときは、そこまで考えていませんでしたけれども。自分の顔つきがやわらかくかわりました。

●憎むのをやめよう！　いっさいを赦《ゆる》す

船瀬　あと故郷に帰られたら、お母さんが水垢離《ごり》をされていたとか……。

奇　そうですね。それは目に見えない力の守護霊といいますか、母の祈りの力でしょうね。そのときから私は、「人を憎むのをやめよう」と決心したんです。憎悪は苦しいことです。「いっさいをゆるす」ということを考えました。

銃殺の直前で助かったことも何度かあり、生死の境にいるときというものは、「生きているほうがいいのか」「死んだほうがより幸いなのか」迷いますね。その以前にも拷問されたときにも思ったんですが、苦痛というのはある一点を超えると、苦痛を感じなくなる。幻覚というかカタルシスというか、恍惚があります。

船瀬　なるほど……。そういうものでしょうね。

奇　金芝河も何もない独房で、草がすこし生えてきたのを見て、生命の繋がりを悟ったようですね。そういう極限の体験をすると、悟ることができるのかもしれません。鳥一羽、野良猫一匹の運命にも羨望のまなざしを向け、自分にない自由を馳せる。

●緊張や抑圧から体を解放する

奇　私と吸い玉治療器のプハンを結びつけたのは、ひとつの解放感であることは確かです。あのプハンの解放感は歴史的経験に通じるものがあります。私だけじゃなくて、長い間外国の侵略にさらされた人たちに通じる民族解放があります。また学生革命、朴正熙の軍事政権を打ち破ったときの解放感もすばらしい。

南アフリカやラテンアメリカに「解放の神学」というのがありますが、解放神学になぞらえていうなら、「解放医学」といいましょうか——緊張や抑圧から体を解放する——という、プハンの生理的な解放感を皆さんに伝えていきたいと思っているのです。

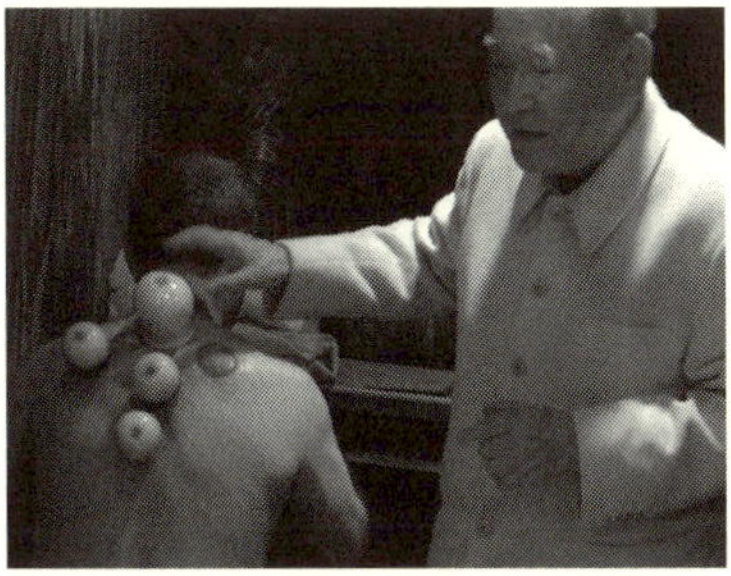

プハンを解説する奇先生

●津軽での志

船瀬　安保先生の幼い頃のお話をお聞かせください。お生まれは青森県の竜飛岬のあたりですね。

安保　生まれたのは津軽半島の最北端・三厩《みんまや》です。たぶん日本一の田舎だよね（笑）。風が強くて、強くてね。義経伝説がありまして、平泉から義経が逃げてきて、追っ手が迫っていたけど、目の前は荒れる海。それで祈って波を鎮めて逃げた、という伝説があります。大きな岩に三つの穴がありまして、義経が馬をつないだ、という話が残っていまして、それで三厩です。それで小学校の徽章は、義経の紋なのですよ。

船瀬　安保先生が医学を志されたのはどういうきっかけだったのですか。

安保　私の父親は、八人兄弟の長男で、旧制中学校の代用教員をやっていたんです。悪性皮膚炎だったのですが、無医村だったので隣村まで通っていたんです。そのとき、子どもの頃を思い出したんでしょうね、無医村は嫌だと、できたばかりの岩手医科大に四浪して入ったんです。だからかなり年をとってから医者になりました。その話を小さいときから聞いていたものですから、同じ道でやりたいと思ったんです。

私の親父は、四浪もして入ったんだから、私は並みの田舎医者で終わるわけにはいかない。最低で、教授になる、あと歴史上の人物になるって、早くから決めていたんです（笑）。

船瀬　達成されたんじゃないですか？

安保　だから、内科の医者を始めて、ガンを治せなかったときに、普通だったら、みんながないから、まあいいと思うのかもしれないのだけれども、私はやっぱりそういう志があったものだから、研究して治す、病気の原因を突き止めるしかなかったのです。だから大変なんです。いまも「普通の人」で終わっちゃダメなんです。だからガンを治せる医療にしてこの世を去ろうかな、って思っています。基本的に「その他大勢」は嫌なんです。だから大勢で話していても、最後に皆と一緒に打ち上げっていうのは行かないの（笑）。皆と集まって、手をたたいて、良かったね、とかそういうのはダメなんです。孤高の人でいたいんです……。

●自然の摂理に合わない生き方はまちがい

船瀬　それは津軽の厳しい風土から生まれたものでしょうね。かなり気候も厳しいでしょう？

安保　そうですね。だから、自然の摂理に合わないような生き方は間違っていると思うんです。薬出して病気が治る、という感覚がどうしてもない。生命体が、薬でもって病気が治るとはありえない。

編集部　それはいつごろからですか？　子どもの頃からの体験でしょうか。

安保　私が育った頃は、本当に貧しくて、一番ショックだったのは、中学生になるときに当然詰襟を買ってもらえる、と思っていたら「まだ着れる」って一言。鞄も「まだ使える」って姉の真っ赤なものを知り合いの靴屋さんに頼んで黒くエナメルを塗ってもらったんですが、その色がまた、黒くてかてか光ってね。悔しくって涙を流したんですが、父親にも母親にも一言も文句を言いませんでした。

あとひとつの思い出といえば、私が中学校に上がる頃は日本も少しずつ豊かになってきだして、世の中にお菓子が出回るころでした。タイ焼きとか、アンパンとか油で揚げたドーナツとかですね。姉が買ってきたのを、二、三回食べたのですが、そのときに「あっ、このお菓子を食べ過ぎると大人物になれない」って思ってお菓子止めたんですね（笑）。

昔は少しは食べられたんですけれども、今でも、どんなケーキでもいっさい口にできないんです。いたずらに四〇年ぶりだな、って思って食べてみたら、毒物反射が起きて冷や汗が出ました。

船瀬　センサーですね（笑）。

安保　中学のはじまりはそんなことでした。やっぱり、甘いものを食べるというのは、楽ですからね。精神の起伏が大きくなって、忍耐とか志が崩れるんじゃないかと思います。

船瀬　甘やかす、という言葉の意味、ですね。甘い人間とかね。

●長生きだけではかっこ悪い

編集部　安保先生の本を読みまして、「長生きするために、生きているわけではない」というところがありまして、そこがすごく面白かったのです。

安保　やはり私は、長生きだけを目標にするとカッコ悪いからね。だけど、長生きはする、と。じゃあ何のために長生きをするのか、といいますと、やはり、家族や社会に困難な問題が起こったときに、命を捨てて大事を成す、という心構えで体を準備しています。できるかどうかは、分からないけれども。決めているの。

編集部　「ガンかもしれない」と、医者にいわれたら、もうあってもなくても、結構だという精神が大切だというお話をさきほどされましたが、僕が健康法の本を読んでいて、なんとなくおかしいな、と思うところは、結局、人間は死ぬんだ、ということがどうもはっきりしないんです。これをしたら、病気にならない、あれを食べたら、病気にならない――じゃあ、その人はどういう死をむかえるのか。というのが見えないのが不満なんです。

安保　やはり吉田松陰の本なんかを読みますと、「必要なときに死ななくてはいけないな」と思うんです。そのときに全力を振り絞る余力がないほど、よぼよぼになったら意味がないからね。そのときのために、健康を維持しているんですよ。

奇　悟りの境地ですね。僕も、そういう気持ちを抱きながら、時代を生きてきました。

僕は最初、軍事革命裁判所で、現在では犯罪にならないことを、政治的判断で三年六カ月さかのぼった遡及法を適用されて国家反逆罪で、死刑を求刑されました。朴正熙政権のころです。

彼らは何かあれば、必ず僕を槍玉にあげたがります。そうでなくても、過去がある、札付きでしたから、たたけばほこりがでますからね。政治的な生贄《いけにえ》にされたんです。ちょうど、母が胃ガンで手術して良くなったというときだったんですが、亡くなる前に『般若心経』を送ってくれて、そのときにそれを読んで心を安らかにしたんです。そのとき思ったんですね。何か、これまでの人生が間違っていたような、練習の人生を生きてきたような気がしたんですね。

でもこれから先があるんだ。これから、どのように生きるか、いつもどの瞬間も最善を尽くしていけば、そうすれば、ひとを恨むこともないだろうし、後悔することもないだろう、と思ったんですね。そうすれば、加害者を憎むこともなく、未練がましくも思わないだろうと、思ったんです。そのときからですね。「心をやすめて、最善を尽くす」ということを考え出しました。「人生はあした死んでもいい」「どこで死んでもいい」「最善を尽くしていよう」と決めたんです。これまで、ふざけて生きてきた、と、そのとき悟ったんですね。

そうすると、いつ死んでもいいじゃないか、と心がやすまりました。あとで、求刑は、死刑だったけれども、実際は、禁固刑一五年でした。そのときから、あらゆる瞬間に最善を尽くせば、いつ死んでも悔いはない、という気持ちになりました。安保先生の悟りのお話をお伺いしまして、私の経験を少し思い出しましたね。

編集部　安保先生は自覚的に免疫学を選ばれたと思うのですが、それはどういった理由があったのでしょうか。

安保　ええ、野口英世が細菌学を選んだように、その時代に一番伸びる学問というものがあるんです。私が考えていた、心の問題なんかを扱った、心療内科、というのはそのころからあったのですが、そこにいっても、たいしたことはないな、って思っていたんです。やはり、本当にいま、飛躍して、すべての医学のリーダーになるような学問に入って、そこで頂点を極めたいという志があったからね（笑）。だって、並みのレベルでは、他の分野に口出しできないよね。免疫学は、病気との闘いですね。

さきほどお話したように、学生のときに自律神経と白血球の繋がりを聞いていましたから。ただ、その先生に弟子入りするつもりはなかったわけです。その先生は、その理論を世界に広めることができなかったから、やっぱり底力がなかったんでしょう。あの先生のレベルで同じことを繰り返してもダメだって、わかっていたから、切り口を新しくして、もっと説得できるようなことをしなきゃ、と思っていました。

船瀬　そして、安保先生が、その松明《たいまつ》を引き継がれたわけですね。安保先生、奇先生のお話をうかがって深い感動を覚えます。それは、両先生ともに孤立を恐れず、独立独歩の生き方をされているからです。ふつう医者は孤立を恐れます。名声と富を手中にした〝成功した〟医師ほどそうです。しかし、両先生とも孤高に生きておられる。それも仰ぎ見る孤峰のような生き方です。その哲学を育んだものがよくわかりました。それは津軽の寒風凄まじい風土であり、また、祖国を分断支配された苦難であったわけです。……艱難《かんなん》、汝《なんじ》を玉にす……という格言があります。それを、深く心に感じました。

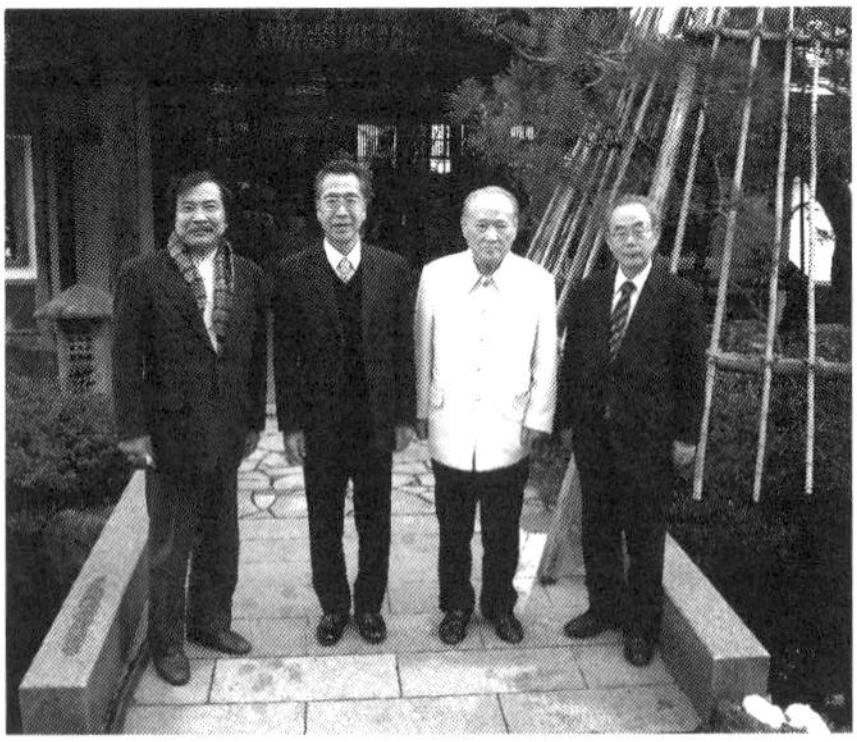

越後湯沢・白銀閣にて

そして、両先生ともに笑顔が穏やかで慈愛に満ちており、言葉のひとつひとつが温かい。医師、治療師である前に、高潔なる人間であれ――それを体現されておられるのですね。代替医療を実施されている先生方は、一様に表情が穏やかです。それは、患者さんを〝殺していない〟〝活かしている〟という自信と安心に裏打ちされたものでしょう。それに対して、いまだガンの〝三大療法〟に固執しているお医者さんたちの表情は険しく、暗い……。

そのような先生たちに、心から呼びかけたい。安保先生、奇先生の静かな笑み、静かな自信に学んでください。これ以上、患者さんを騙さないでください。これ以上、患者さんを〝殺さないで〟ください。患者さんを苦しめるのではなく、患者さんを活かす医学への道へ――一歩を踏み出してください。お願いします。(了)

第四部

ガン患者の八割が、抗ガン剤、放射線、手術で〝殺されている〟

船瀬俊介

毎年二五万人が、病院で〝虐殺〟されている

●告発論文を破り捨てた医学部長

今、日本でガン難民が六〇～七〇万人もいるといわれています。

かれらはガン検診を受け、ガンと診断され、それからいくつもの病院をさまよい歩いているのです。そして、厚労省の発表では、毎年、約三二万人ものガン患者が〝ガンで〟亡くなっているそうです。今や、日本人の死亡率のトップはガンです。

しかし、これら公式発表に、すでに嘘があります。じつは〝ガンで亡くなった〟とされる患者さんたちの約八割は、ガンで死んでいない。八割の方たちは、病院の抗ガン剤などのガン治療で〝殺された〟のです。

かつてある国立大学医学部で〝死亡した〟ガン患者のカルテを精査したところ、八〇％は、ガンでなく、抗ガン剤、放射線などのガン治療の副作用で亡くなっていたという。この驚愕の真実を、ある若い医師が、博士論文にして医学部の学長に提出したところ、目の前で破り捨てられたという。この光景にこそ、日本のガン治療の悪魔的現実があります。

●「大きなウソは絶対ばれない」

あのヒットラーは、次のように言っています。「小さなウソはすぐばれる」、しかし「大きなウソは絶対ばれない」と。さらに、こうも言っています。「ウソも、百回言えば、本当になる」。

年間、毎年二五万人が〝ガン治療〟の名のもとで、殺されています。あなたは自分の耳を疑うでしょう。あまりに壮大な惨劇には、感覚的にひとびとは理解できないのです。しかし、その現実を直視してください。あなたを、そして、愛する人を〝虐殺〟の手から守るために。

一〇年で二五〇万人、戦後六〇年で一〇〇〇万人を超える人々が、ガン治療の名のもとに殺されたのです。ガン戦争の犠牲者は、太平洋戦争の犠牲者の四倍にたっするでしょう。

思い出すあのひと、そして、かの方……。ガンでなくなったのではなく、〝ガン治療〟で殺されたのです。これが、日本で今も行われているガン治療の戦慄の実態なのです。

純朴な大衆にとって、かれらの想像を超えた壮大なウソは、あまりに巨大すぎて、とてもウソとは信じられないのです。

具体的な殺人治療は〝ガンの三大療法〟です。①抗ガン剤、②放射線、③手術……の目もくらむ嘘、落とし穴を、これから明らかにしましょう。

●「抗ガン剤はガンを治せない」(厚労省)

わたしは『抗ガン剤で殺される』(花伝社)の取材で、厚労省の抗ガン剤担当の専門技官を直撃しました。「抗ガン剤は、ガンを治すのですか?」と問うわたしの質問に、若い技官は、淡々と答えました。

「……抗ガン剤が、ガンを治せないのは周知の事実です」

驚愕するとは、このこと。驚いて、さらに聞く。「抗ガン剤は、毒物だそうですが……」「ハイ。大変な毒物です」、さらに「抗ガン剤は強い発ガン物質である」ことなどアッサリと認めた。そして、ガン細胞は、抗ガン剤を投与して四週間に一〇人に一人くらい縮めば〝効いた〟と判断して薬事審議会はクスリに認可する、という。

ところが、すぐにガン細胞遺伝子は、自らを変化させ、抗ガン剤の毒性に耐性を獲得し無力化する。「そうです。耐性を獲得します」と認めた。また「抗ガン剤の正体は猛烈な発ガン物質」で、ガン患者に投与すると「他の部分に新たなガンを発生させる」〝増ガン剤〟であることも認めた。

つまり、厚労省の専門技官は、抗ガン剤が①「猛毒物質」②「ガンは治せない」③「強い発ガン物質」④「ガンは再増殖する」…などなど、すべて「そのとおり」と認めたのです。

●「いくら使っても効かない」（医療課長）

抗ガン剤の担当責任者、厚労省保健局の医療課長は、公の席で「皆さんは、ご存じないでしょうが、抗ガン剤はいくら使っても効かないんです」と驚愕発言をしている。さらに「効かないクスリなんですから、保険に適用するのは、おかしい」と主張。

厚労省の幹部が平然と「抗ガン剤は猛毒物質」であり「いくら使っても効かない」と公言していることに驚かれたでしょう。猛毒物を衰弱したガン患者に投与する。患者は、その毒作用でアッという間もなく死んでしまう。「そういう方もおられますね……」と厚労省。

これはまさに〝毒殺〟。それでも医者は、遺族に「抗ガン剤の毒（副作用）で死にました」とは、絶対に言わない。そう言えば医者が〝殺した〟ことがばれてしまう。これは重大なる医療過誤事件。刑法二一一条、業務上重過失致死罪となります。「五年以下の懲役・禁固・五〇万円以下の罰金」という刑罰が課せられます。だから医者は「患者さんの体力がもたなかった」などと言い逃れするのです。

数十の副作用：猛毒に全身の臓器が絶叫する

●ショック死から脳梗塞……なんでもあれ

薬剤に添付が義務付けられているのが「医薬品添付文書」。その抗ガン剤の副作用を一目見ただけで、わたしは戦慄……。それは、もう猛毒以外のなにものでもありません。

たとえば、世界最大の製薬メーカー、ファイザー社が発売している『プラトシン』。その重大副作用は……▼ショック死▼心臓停止▼心筋梗塞▼狭心症▼不整脈▼胸内苦悶▼心室細動▼脳梗塞▼血圧低下▼劇症肝炎▼急性腎不全▼血尿▼尿たんぱく▼乏尿・無尿▼溶血性尿毒症▼造血障害▼貧血▼血小板減▼白血球減少▼消化管穿孔（胃腸に穴！）……などなど。その他にも、何十症状もあって書き切れません。

これら「重大副作用」を見れば、これはもはや〝副作用〟というより〝毒殺〟そのものといっても過言ではありません。製薬メーカーが確認しただけでも、これだけの〝猛毒性〟の羅列。体内に毒を注入するのだから、体中の臓器が絶叫します。では、どれだけの頻度でこれら重大副作用は起こるのでしょうか？

●数十の重大副作用に〝効能〟はゼロ

「……本剤は、副作用発現頻度が明確となる調査を実施していない」(「添付文書」)。なんと、同社は、これら重大副作用が、どれだけの確率で起こるのか、把握もしていません。あまりに副作用が激しいので怯えて「調査しなかった」のか。さらに「医薬品添付文書」には「臨床成績」「有効データ」の記載が義務づけられています。ところが、この『プラトシン』には「有効性」データは一切、記述がありません。戦慄の「重大副作用」群は、四ページにわたってビッシリ埋め尽くしているのに、「効能」はゼロ……。これが、抗ガン剤の呆れ果てた〝正体〟なのです。

抗ガン剤を投与すると心臓マヒや脳梗塞、劇症肝炎などで、アッという間に急死することがあります。これは、知っておくべきでしょう。医者は「容体が急変した」としか患者の遺族には説明しません。「抗ガン剤の重大副作用で急死した」と言ったら確実に遺族から裁判に訴えられます。医者には「重大副作用を回避する」義務があるのです。だから「抗ガン剤打ったら死んじゃいました」など、口が裂けても言えません。

●燃えてる家にガソリンをかける……!?

抗ガン剤の猛毒投与で急死しなくても、生命は急速に蝕まれます。

よく抗ガン剤の副作用でいわれるのが脱毛、食欲不振あるいは吐血……など。抗ガン剤は細胞分裂の早い細胞は、すべて〝ガン細胞〟とかんちがいして攻撃します。

だから、毛根細胞、消化器の内皮細胞が、死滅して脱毛、吐血などが起きます。進行すると胃や腸にアナが開きます。さらに、怖いのは、増血機能の破壊。血球は分裂が盛んです。そこに猛毒抗ガン剤が襲いかかります。まず、赤血球が激減。悪性貧血で急死することも。血小板も激減。出血を止める作用も激減。内臓出血による多臓器不全で死亡。さらに白血球も急減。そのなかでもNK（ナチュラル・キラー）細胞は、ガン細胞を攻撃する免疫細胞として有名。ところが抗ガン剤は、このNK細胞を総攻撃して殲滅します。よりによってガンと戦う味方の兵士を攻撃するのだから……メチャクチャ。「もっとやれ！」とよろこぶのはガン細胞だけ。

このように抗ガン剤の実態をしらべると、ただただ茫然自失。燃えている家に、ガソリンをブッかけて消そうとしているようなもの。正気の沙汰ではありません。

メーカー、国……〝ガンマフィア〟利権は約一五兆円！

●あなたの命は国家にとってムシケラ

「なぜ、このような狂気が横行しているのか？」

早くから日本のガン治療を告発してこられた慶応大学の近藤誠医師に質問すると、おどろくべき回答が……。「世界には〝ガン産業〟というビジネスがあります」。いわゆるガン利権集団。わたしは彼等を〝ガンマフィア〟と呼ぶ。「数多くのひとびとを虐殺して膨大な利益を得ながら一切の法的責任を免れている」からだ。わたしは日本のガン利権は、ほぼ二人に一人が〝ガンで死んでいる〟から、医療費三一兆円の半分約一五兆円と推測します。これは、国防費五兆円の三倍。目の眩む巨万の利権です。彼等が、この驚倒するほどの金城湯池を手放すわけがありません。

近藤医師は言います。「医者、病院、製薬メーカーも……その中枢は国なのです」。クニが、ガンマフィアという犯罪集団の中枢にいる。この事実を、胸に刻むべきです。

「クニが、そんな悪いもの許可するわけ、ないじゃない？」

抗ガン剤の毒性を説明すると、純朴そうな奥さんから、こんな反論が返ってくる。その羊のような感覚に天を仰ぎます。国家を支配する集団にとって、国民の命などムシケラ以下なのです。

●水保病、アスベストの悲劇を見よ

ウソだと思ったら水俣病をごらんなさい。厚労省の元幹部は「最初からチッソの有機水銀だとわかっていましたよ」とうそぶく。「でも、発表するわけいかんでしょ。経済がかかってるんだから」。つまり、クニは大企業の金儲けのためなら、国民の命など、いくら〝殺しても〟かまわん、と公言しているのです。

たとえば、アスベストをごらんなさい。一九七一年には、すでに当時のWHO(世界保健機構)が「アスベスト(石綿)発ガンあり」と断定。「すみやかに禁止」を世界各国に勧告しています。なのに、三五年たっても、いまだに日本政府は禁止しません。すでに一万人以上がアスベストによる中皮腫などで苦悶の死をとげています。さらに一〇万人以上が呼吸困難で悶死することは確実。抗ガン剤も同じ。副作用で、毎年二五万人のガン患者を虐殺していても、彼等はまったく平気なのです。

●〇・一g七万円！〝毒〟が〝お宝〟に変身

なぜなら、抗ガン剤と〝ガンマフィア〟たちに、膨大な利益をもたらすからです。

その価格は〇・一gがナント七万円。一cc注射すれば七〇万円。一〇ccで七〇〇万円。ただの変哲もない〝猛毒物〟が『抗ガン剤』のラベルを貼っただけで、目の眩む〝お宝〟

に変身する。〝タダの毒〟がラベル一枚で巨万の富に。これは、やめられないビジネス。〝毒薬〟を〝ガン特効薬〟に化けさせるためには国の政府を巻き込む。そこでガンマフィアたちは、厚労族と呼ばれる政治屋や官僚たちと手を組んで増殖していく。おぞましいというか、背筋の震える闇の犯罪集団……。

二〇〇六年、ハリウッド映画『ナイロビの蜂』が日本で公開されました。そこにはアフリカのひとびとを人体実験台にして肥え太る製薬マフィアの恐ろしさが描かれています。英国の秘密情報局までもが、その製薬マフィアの一員とは……。その事実を知った外交官の若妻は、純粋な正義感で実態を調べているうちに、辺地の砂漠で虐殺死体で発見されるのです。その死に疑問を抱いて現地に向かった夫も複数の銃弾を浴びて息絶える。発表された〝死因〟は自殺……。

国際的製薬メジャーの裏面を暴いた勇気ある作品。妻役を演じたレイチェル・ワイズはアカデミー助演女優賞を受賞しています。ぜひ、ＤＶＤなどで見てください。

抗ガン剤メーカーの実態もこれと全く同じ。かれらにとって、患者の命などムシ以下なのです。

アメリカ政府の敗北宣言――〝ガン三大療法〟は無力だ

●反抗ガン剤遺伝子ADGで耐性を獲得

「抗ガン剤は、ガンを治せない！」

ショッキングな事実を最初に公表したのは米国立ガン研究所（NCI）デヴュタ所長です。一九八五年、アメリカ下院議会で、「抗ガン剤による化学療法は無力だ」と衝撃証言を行いました。

「……なぜなら、一部、抗ガン剤でガンが縮小する例もあるが、ガン細胞はたちまち自らの遺伝子を変化させ、抗ガン剤の毒性を無力化してしまう。これは、ちょうど、害虫が遺伝子変化によって農薬に耐性を獲得するのと同じ」。一〇人に一～二人ていどの腫瘍縮小も、遺伝子変化で、すぐに無力化してしまいます。

この遺伝子は反抗ガン剤遺伝子（アンチドラッグ・ジーン：ADG）と命名されました。

NCIは、世界最高レベルのガン研究機関。その所長が「抗ガン剤は無力」と議会証言したのです。しかし、このビッグニュースは。日本ではいっさい報道されませんでした。

その理由は、マスコミも〝ガンマフィア〟の一員だから。スポンサーが困る〝ほんとうのこと〟は「報道できない」のです。

まさに、知らぬは国民、患者ばかりなりです。

●「〝三大療法〟は無効」（OTAリポート）

さらにNCIは一九八八年、衝撃リポートを発表。「抗ガン剤は、強い発ガン物質であり、投与すると、他の臓器に新たなガンをつくってしまう」。アメリカの最高機関が、抗ガン剤が〝増加ガン剤〟であることも認めました。そもそも、ガン患者に強烈発ガン物質を投与すること自体が信じがたいブラックジョーク。このニュースも、日本国内では完璧に握りつぶされました。日本のガン利権が、患者に〝本当のこと〟が知られないように、必死で圧力をかけたのでしょう。「日本に報道の自由はない」。このことを胸に刻んでください。

さらに、アメリカ政府は一九九〇年、これまで推奨してきた「〝ガンの三大療法〟が無効であった」と断定する衝撃リポートを発表。それがOTA報告です。

OTAはアメリカ政府調査機関です。同機関は、詳細実験によって抗ガン剤の〝有効性〟を全面否定しました。

●抗ガン剤、複数投与は七～一〇倍死ぬ

その根拠となったのが「米国東海岸リポート」（略称）。アメリカ東部、約二〇大学が参加した大がかりな実験。対象は肺ガン患者七四三人（全員、第Ⅳ期）。これら患者を四グループに分けました。①：三種類抗ガン剤を同時投与、②：二種類を投与、③：一種類抗ガン剤F、④：一種類抗ガン剤G。

①～④、四グループの（ガンが小さくなる）「腫瘍縮小率」は――

①：二〇％、②：一三％、③：六％、④：九％……でした。

少ないとはいえ複数投与したほうが〝効く〟と思われがち。しかし、研究者たちは絶望のどん底に突き落とされました。副作用死を見ると①②グループで投与後、数週間で死亡する例が続出。①②グループ（複数投与）の犠牲者数は、③④（単独投与）の七～一〇倍にもたっしました。抗ガン剤の複数投与ほどガン患者はバタバタ急死していく。それが、アメリカの公式研究（人体実験…！）でも証明されたのです。

●抗ガン剤に延命効果はほとんどない

「少しでも長く生きたい」これが患者の願いです。ガン治療の〝治療効果〟を最終決定するのも「生存期間」。では①～④グループの患者たちは、どれだけ生きたでしょう？

驚いたことに①グループが、もっとも「生存期間」が短かった。そして③グループが一番「生存期間」は長かった。「腫瘍縮小効果の高かったグループほど、早死に」という皮肉な結末。つまり「強い毒を多く盛られた」ほうが早く死ぬ。とうぜんの帰結です。

この実験報告は、酷《ひど》い。「……どの薬（抗ガン剤）も、患者を延命させる効果は、ほとんどなかった……」。猛毒だからあたりまえだ。

「延命効果がなかった」のは、縮小したとみられたガン腫瘍が、再増殖（リバウンド）を始めたから。つまり、ＡＤＧ遺伝子が作動を始めたのです。

●再度増殖して五～八カ月で元どおり

……抗ガン剤で小さくなった……ガンが再び元のサイズまで大きくなる期間をしらべると。①：平均二二・七週（約五カ月）。②：三一・七（約八カ月）。縮小効果がみられるのは、患者一〇人に一人から二人。ところが、「抗ガン剤でガンが縮んだ！」と喜んでいるばあいではありません。それどころか、確実にリバウンド増殖する。それもたった五～八カ月で、もとどおり。恐ろしいのは、これから……。耐性遺伝子ＡＤＧで凶暴化したガン細胞を、もうだれにも止められません。ガン増殖は暴走し、患者はアッというまに死んで（いや…殺されて）いく。

OTAリポートは、他の〝三大療法〟(通常療法)、放射線治療や手術も無力と認めています。

「……抗腫瘍効果が、必ずしも患者のためになるものではない」と断定。つまり、抗ガン剤や放射線で、(一部に縮むなどの)抗腫瘍効果がみられても「リバウンドで、結局患者は死んでいく」ことを公的に認めたのです。さらに「ガン治療(通常療法)には、過去数十年来、ほとんど見るべき進歩がなかった」。アメリカ政府は対ガン戦争に白旗を上げたのです。

●末期ガン患者が代替療法で治っている

そして、OTAリポートは驚くべきメッセージを送っています。

「通常療法で治らないとされた末期ガン患者が、非通常療法(代替療法)で、たくさん治っている。議会は、これらの療法を詳しく調べ、国民に知らせる義務がある」

米政府は、それまで弾圧してきた代替療法の優位性を、はっきりと認めました。このOTAリポートが発表された一九九〇年は、世界医療の歴史でも記念碑的な年といえます。

なのに……このアメリカ政府による〝ガン戦争〟敗北宣言は、いっさい日本に報道されていません。これほどのビッグニュースがなぜ……!?

それも、あたりまえ。マスメディアもガンマフィアの一員、報道できるわけがありません。

だから、またもや一億二〇〇〇万人の日本国民は、真実の情報から遮断、排除されました。皮肉なことに日本の医師たちも、ほとんど全てがこれら衝撃情報すら知りません。耳も目もふさがれてきたから。ガン専門家ですら一九八五年のデヴュタ証言やＡＤＧ遺伝子、八八年の抗ガン剤＝発ガン報告、さらに九〇年、ＯＴＡリポートの存在を知りません。

●目隠しされ、手探りの日本のガン治療

無知蒙昧、五里霧中……。そんな状況に日本のガン治療はあります。耳も目もふさがれた状態のお医者さんに、あなたは診てもらいたい、と思いますか？

いっぽうで、医者は自らの体験で、抗ガン剤は「まったく効かない」だけでなく、地獄の苦しみで患者を〝殺していく〟ことを、知っています。

だから二七一人の医師に「あなた自身には抗ガン剤をつかいますか？」と質問すると、二七〇人が断固拒否。医者は、妻や娘など家族にも、絶対抗ガン剤は使いません。

第二問。あなたの病院にガン患者が来たら……？　ほぼ一〇〇％「抗ガン剤を打つ」。今の保健医療制度では、そうしないと「食べていけない」から。かくして良心的医師ですら、ガンマフィアの手の内に墜ちてゆく。

その他、現在の政府（ガンマフィア）や病院は、様々なウソで患者を騙しています。

その、おどろくべきペテンに騙されてはいけません。あなたの命は、一つしかありません。それは、かけがえのないものなのだから。自分で守るしかないのです。

受けてはいけない「ガン検診」……早期発見＝早期殺害！

●ガン利権の巧妙なマーケティング

安保教授は「ガン検診は、受けてはいけない」と断言します。

「エ…ッ!!」と日本中から絶叫が聞こえてきそう。わたしも、そう思う。「ガン検診」はガン利権が、仕掛けた巧妙なワナなのだ。

厚労省は〝ガン撲滅〟キャンペーンと称して、〝早期発見・早期治療〟を国策として進めている。わたしに言わせれば、その真実は〝早期発見、早期殺害〟――。

なぜ、〝早期発見〟がアブナイのか？……。まず、ガン専門家は「ふつう早期ガンが六～七年は変化しないのは常識」という。また「――一五人の早期胃ガンの患者を、何もしないで放置しておいても、一センチのガンが二倍になるのに最短で一年半。最長で八年五カ月もかかっています。本人（患者）が死ぬまでに八〇年はかかる！」。『ガン治療「常識」のウソ』（近藤誠著、朝日新聞社）で紹介された事例。早期発見！　と慌てる理由はどこにもありません。また、だれでも毎日、体内にガン細胞が三〇〇〇〜五〇〇〇個は生まれている、という現実があります。老若男女……あなたも、わたしも、これだけのガン細胞が生まれていると聞くと、びっくりします。あなたも、わたしもガン患者！　慌てる必要はまったくありません。

●ガン無限増殖論〝ウィルヒョウの呪い〟

まず、大学医学教育の現場で、まったくの嘘が、教えられています。

現在の医学教科書には「――ガン細胞はひとたび生まれたら、無限に増殖を続け、宿主（患者）を殺すまで増殖を続ける」とあります。

これは、いまから一五〇年前に、ドイツの血液生理学者のウィルヒョウが唱えた説。まず一五〇年も昔のカビの生えた〝理論〟が医学テキスト一行目に載っていることに、仰天します。

そもそも、ガン細胞か、生まれたら、無限に増殖して、宿主まで殺す……とは、ありえません。人間は、毎日、三〇〇〇〜五〇〇〇個ものガン細胞が体内に生まれています。それが、無限増殖するのなら……人類は一〇〇万年以上も太古の昔に絶滅しています。

ところが、その後、免疫細胞の存在が確認されました。今から約三〇年前、東北大学医学部の千頭博士が、ＮＫ（ナチュラル・キラー）細胞を発見しました。ガン細胞を攻撃する免疫細胞の中でも主力部隊。その我らが兵士たちがガン細胞を攻撃する顕微鏡写真もあります。『笑いの免疫学』（拙著　花伝社）の口絵・カラー写真（ルイ・パストゥール医学研究センター提供）を見ていただきたい。

ガン細胞を発見したＮＫ細胞が上下からガン細胞を攻撃している。彼らはガン細胞の細胞膜を破り、中に三種類の毒性たんぱく質を注入。ガン細胞は、あえなく即死する。そして、死体は酵素が分解して、最後は尿中に排泄されていく。これが、人間の免疫力によってガンが消滅していくメカニズム。ガンが自然退縮するのもあたりまえ。奇跡でも何でもない。ＮＫ細胞が元気なら、ガンなどまったく恐れることはないのです。

●まちがい理論が医学〝狂育〟の根幹に！

ウィルヒョウはＮＫ細胞の存在すら知らなかった。無知のきわみ。そんな、根本的に誤った一五〇年も昔の〝ウィルヒョウ学説〟がいまだ医学教育の根幹なのです。

バカバカしくて声もでません。根本的に誤ったバカな理論をすべての医学生たちは、必死で学んでいる。日本全国、頭の狂ったバカな医者だらけになるのは、当然です。

毎年、二五万人ものガン患者を平然と〝殺戮〟できるのも、初めから、頭の思考回路が狂っているからです。

〝ヴィルヒョウの呪い〟通りにガン細胞は、一直線に無限増殖はしません。

なぜなら、NK細胞に代表されるリンパ球が、毎日、体内をパトロールして、発生したガン細胞を攻撃して消滅させているから。

さて、このNK細胞……その人の気分、感情、ストレスなどで、大きく上下します。たとえば、笑うだけで急増する。大阪〝なんば花月〟劇場に一九人のガン患者を連れて行き、大笑いさせた実験があります。

なんと三時間笑っただけで、最大、六倍もNK細胞が急増していました（『笑いの免疫学』参照）。逆に過労や精神的ショックなどのストレスを受けるとNK細胞は急減します。

すると、それに反比例して体内のガン細胞は増えていく。

●〝ガン発見〟ストレスが免疫力を激減

つまり、本人の気分や体調で、ガン細胞は増えたり、減ったりしています。強烈なストレスを受けると一日で大豆粒くらいガン細胞は増殖することもある、という。ぎゃくに心が解放されると、そのサイズでガンは退縮することもあるのです。

だからガン検診を受けてはいけないのです――。

■理由その一は〝ガン発見〟のストレスが、免疫力を低下させ、いたずらにガン増殖させてしまうから。医者は〝ウィルヒョウ学説〟に基づき「ガンは治らない」と患者を脅しつつ告知します。ショックで、NK細胞は激減します。ガン細胞にとっては、医者は心強い援軍です。

■理由その二。最近はPET診断など〝ミリ単位〟でガンを発見する。さらに〝細胞レベル〟で発見できる「高性能」装置もある。すると誰でも体内にガン細胞があるのがあたりまえだから、ガン検診を受けると、全員が〝ガン患者〟と診断されてしまいます。

すると、病院にとっては、その日から、大のお得意様です。まさに〝いらっしゃいませ……！〟。

わたしがガン検診をガン産業のマーケティング、市場開拓だ、と断じる理由もそこにある。

■理由その三。ガン患者のラベルを貼られて病院に引きずり込まれたら、まちがいなく①抗ガン剤、②放射線、③手術の〝三大療法〟が、あなたを待っています。これで八割の確率で、あなたは〝殺される〟。アメリカ政府が一九九〇年、いまから一五年以上も前に〝三大療法〟は無力である……と断定したことなど、医者は知りません。知っていても無視します。

それでも、あなたは、そんな病院で〝まな板の上のコイ〟になりますか？

■理由その四。自分の体調は、自分で管理するのが理想。自分の体が訴えてくる〝声〟

に耳をすまそう。たとえば朝、すっきり起きられない。なら原因を考える。ストレス、食生活、過労などなど……。それらを、改めれば体調不良は消えて行く。

●原因は①悩み②働き③クスリの三過ぎ

安保徹先生は、ガンの原因は①悩み過ぎ、②働き過ぎ、③クスリの飲み過ぎ。という。まず、これらを改める。それが、最大の療法です。さらに、先生は、ガンの三大治療法として①笑うこと、②食事を改める、③お風呂に入る。なんと簡単で、なんと明解だろう。

これで、NK細胞などが増え、ガンは自然消滅していく。

もし、ガン検診を受けてしまって、ガンと診断されても、別におどろくことはありません。だれでも、初めから体内にガン細胞をもっているのですから。

交通事故で亡くなった方を解剖してみると、けっこうガンをあちこち、持っている人がいるそうです。それでも、まあ元気に生きて来たわけです。

奇先生は、相談に来られたガン患者さんに「あなたの体内に阿弥陀様がお入りになった。感謝をこめて拝みなさい」と指導されるという。ストレス説からも医学的にきわめて理にかなった指導だと思います。拝む心はストレスを沈め、交感神経優位の体質から副交感神経優位の体質にシフトさせてくれます。

海外のガン治療とは……「まったく治療しない」が基本

●日本の医者は平気でウソをつく

現在の日本の病院では、医師たちは、おどろくようなウソを平気でいいます。

まず、「現在の治療水準では、抗ガン剤、放射線、手術がベストです」といいます。

そして、一〇〇％、医者は患者を抗ガン剤漬け、放射線漬け、手術漬けにしていきます。

試みに聞いてごらんなさい。「センセイ、もしあなたがガンだったら、自分に抗ガン剤打ちます？」。顔面蒼白になって絶句するのは、まちがいないでしょう。


じつは正解は「まったく治療しない」こと。スウェーデンでの報告です。早期前立腺ガンの患者二二三人を「まったく治療せず」一〇年間、経過をみた。その間に一二四人が死亡しました。しかし、ガン死だったのは、わずか一九人（八・五％）。よって、研究者たちは「手術による前立腺全摘は標準的治療とはいえない」と結論付けています。

日本では男性諸兄は前立腺ガンで病院を訪ねると例外なく〝切られる〟。あるいは放射線を浴びせられる。しかし、スウェーデンの医者たちは、これら治療を「必要ない」という。だから、スウェーデンの前立腺ガン〝治療〟は「何もしない」で様子をみるだけ。

この事実を知っていたら、だれが地獄のような苦しい痛い思いをして、日本の病院で〝治療〟を受けるでしょう。しかし、このような国際的な〝ガン治療の常識〟は、医者はぜったい教えてくれません。メシの食い上げになるからだ。

●日本は抗ガン剤二〇倍、手術一七倍

肺ガンも同じ。日本では、ほぼ一〇〇％抗ガン剤を盛られ、放射線を当てられ、手術で切られます。ところが、カナダでは、もっとも多い治療法は「何もしない」なのだ。なんと「無治療」二二％。最近の研究では「何もしない患者が、もっとも治りやすい」ことが、わかってきたという。何というパラドックス……。「手術」は、たったの六％(日本は一七倍)。抗ガン剤はなんと五％（日本は二〇倍）。「抗ガン剤」と「手術」は三％（日本は三三倍）……！

日本では、国際的レベルにくらべて、抗ガン剤は二〇倍、手術は一七倍も多い。メチャクチャに抗ガン剤を与え、メチャクチャに手術で切りまくっているのです。

それが、どうして国際的標準といえるのでしょうか？　要は、根本から医者にだまされているのです。

●〇・七％が二〇％に…五年生存率

日本のガン専門医は、治療効果を五年生存率でしめします。

「この治療なら五年生存率は、これだけです」と説明されると、「ああ、それだけの確率で生きられるのか……」と、ガン患者も覚悟を決めます。

ところが、この五年生存率なるものが、まるでデタラメ。たとえば、ある大学病院では二二年間に治療したすい臓ガン患者七一六人の五年生存率を二〇％として発表しています。ところが、じっさいに五年生存した患者さんは、わずか五人しかいない。五割る七一六で〇・〇〇七。つまり、ほんとうの五年生存率は〇・七％。それが不正な数字操作で三〇倍近くも水増ししているのだ。一事が万事。だから、しめされた五年生存率は、操作された数値と思ってまちがいありません。それを信じたら、もう敵のワナにはまったも同然。

またＮＰＯ法人「ガンの患者学研究所」代表の川竹文夫氏は、診断技術の発達による〝錯覚〟もある、という。

昔は一センチ大のガンしか発見できなかった。今は一ミリでもＯＫ。人は〝発見〟されて〝ガン患者〟となる。ガンが進行した一センチ大と、一ミリ大では、後者の方が五年生存率が長くなるのはあたりまえ。医者は「治療技術が向上したので、五年生存率が高くなりました」というが、まったくの嘘。「診断技術が向上した」ことによる錯覚（ペテン）

である。

●ガンは全身病…〝転移説〟は誤り

さらに、医者のウソを、見抜こう。

医者はつぎのような脅し文句で患者を引き止めようとする。

「このまま、ほっておいたら〝転移〟して、手遅れになりますよ！」

この〝転移〟という言葉に、患者は青ざめる。「センセイ、何とかしてください！」とその手にすがる。しかし、考えてもみてほしい。人間だれでも体内に、毎日、ガン細胞が三〇〇〇～五〇〇〇個も生まれています。つまり、人体には、全身にガン細胞は分散して、日々、生まれているのです。ガンになるのは、中でも血行が悪く、新陳代謝が弱った組織です。

たとえば、医者が手術で胃ガンを、切除したとする。その後、肝臓でもガンが発見された。すると、現在の医学常識だったら、だれもが「肝臓に〝転移〟した」と判断します。

しかし、もともと全身に何千、何万と存在するガン細胞が、わざわざ遠い他の臓器まで移動することは、不自然だ。栄養療法で国際的なマックス・ゲルソン博士は「ガンは栄養と代謝の乱れで起こる〝全身病〟」と喝破しています。

現在、世界の医学界は、これまでの臓器病説から、この全身病説に移行しています。ピッツバーグ大学のバーナード・フィッシャーらによって提唱されています。考えたら子どもでもわかる理屈だ。〝転移〟より〝再発〟いったほうが、事実は正しく伝わると思う。とにかく根本的には「ライフスタイル」「食事」「心の持ちかた」を変えないと、〝再発〟は永遠に繰り返されることになるのです。

あとがき

　先日、海外ニュースで、世界最大の製薬メーカー、ファイザー社が、一万人のリストラを行った……と報じられていました。本書でも触れた、あの抗ガン剤〝プラトシン〟の輸入元です。理由は医薬品の販売不振。わたしは「抗ガン剤の売れ行きで落ちている」と、直感しました。「抗ガン剤で殺される……！」。わたしたちの小さな呼びかけ、告発が、かすかだけれど、着実に、時代を、世界を動かしているようです。

　アメリカ医学界も急激に〝三大療法〟から代替療法にナダレを打っています。まさに九〇年のOTAリポートが、大転換点となったのです。アメリカ政府の代替療法への予算は、一九九〇年以降の一〇年間で、三〇〇万ドルから二億ドルへと、六七倍にも激増。

　すでに六対四で、ガン治療の現場でも代替療法が優位に立っています。そのためアメリカでのガン死者は年々約三〇〇〇人ずつ減り始めています。殺人療法の〝三大療法〟から解放され始めているのだから、とうぜんです。〝毒〟を打たなけりゃ、長生きするのもあたりまえです。

二〇〇七年二月二日、「抗ガン剤〝イレッサ〟効果ナシ」という報道が流れました。

わたしは〝イレッサ〟を「悪魔の抗ガン剤」と呼んできました。二〇〇二年、国内で承認されましたが、販売直後から副作用とみられる間質性肺炎が続出、判明しただけで六〇七人が犠牲となりました。ガンを〝治す〟ために打った薬剤で悶絶死するのはあまりに悲しい。〝肺ガンの特効薬〟と鳴り物で認可されたのに、患者は重大副作用でバタバタ〝殺され〟ていきました。輸入販売元はアストラゼネカ社（大阪市）。同社は重大副作用死が続発しているのに、黙殺。販売パンフレットには「夢のような薬」と誇大広告を続けました。二〇〇五年六月二四日、ついに遺族たちが、同社を薬事法で訴えました。「過大広告・宣伝のため死亡者が続出した」と東京地検等に告発状を提出したのです。

そして告発されたアストラゼネカ社は〝延命効果〟がないという事実の公表に追い込まれました。

アストラゼネカ社は「東洋人には延命効果が示唆された」と日本での販売を勝ち取りましたが、それは真赤な嘘でした。従来品よりも劣っていたのです。

●

「……アストラゼネカ社は、〇三年九月以降、抗ガン剤治療歴のある肺ガン患者四九〇人を無作為に半数に分け、それぞれを〝イレッサ〟と〝ドセタキシル〟（従来品）で治療した。

〝イレッサ〟で治療された患者の『一年生存率』は四八％で、〝ドセタキシル〟の五四％を下回った。患者の半数が死亡するまでの期間も〝イレッサ〟は一二カ月で〝ドセタキシル〟の一四カ月に満たなかった」（『毎日新聞』二〇〇七年二月二日）

この〝人体実験〟データには暗澹《あんたん》とします。まさに、二つの抗ガン剤は五十歩百歩。「一年生存率」が約五割ということは、これら抗ガン剤〝治療〟の実験台とされた約五〇〇人の患者さんの半数は亡くなった（殺された）ことを意味します。

本書で述べたように、肺ガン治療のベスト方法として「何もしないこと」（二二％）を選択したカナダと比較して欲しい。同国では肺ガン治療に「抗ガン剤を用いる」は、わずか五％。日本の二〇分の一。延命効果を上げるのは「何もしないこと」という〝常識〟が日本の医療現場では判っていない。というより「何もしなかったら儲からない」がホンネでしょう。それでも、今回「悪魔の抗ガン剤」が実質、使用中止に追い込まれたのは、脱抗ガン剤に向けての一つのステップです。

●

現代アメリカで「もっとも影響力を持つ二五人」に選ばれたアンドリュー・ワイル博士。彼は著書『自発的治癒』（邦訳『癒す心、治る力』上野圭一：訳　角川文庫）で、こう述べています。

「人には、治る力がそなわっている。その治癒力を活性化させることで、絶望的な病から奇跡的な生還した人は少なくない」。

この本は、いまや『医学の革命書』と絶賛され、全米ベストセラーとなっています。ワイル博士のＨＰ（ホームページ）には、月に最大三〇〇万件ものアクセスがあります。訳者の上野氏は、「医療革命は、大学以外でもすさまじい勢いで進行している」といいます。

ワイル博士は「ガンの自然退縮」についても述べています。

「……大きな腫瘍組織が、数時間、数日のうちに消えてしまうほどの激しさをみせることもある」

生命は奇跡と神秘の可能性を秘めています。一方、博士は、抗ガン剤の化学療法と放射線治療について——「未熟かつ粗雑な方法であり、いずれは時代遅れになる治療法である」と断じています。博士こそは、安保先生、奇先生……そして、わたしとの同志です。

この温かく、希望に満ちたネットワークを広く広く……拡げていきたい。

湯沢温泉で、安保、奇、両先生らと温泉につかり、歓談し、杯を交わした思い出に浸りながら……

（了）

二〇〇七年二月三日、深更　船瀬俊介

安保　徹（あぼ　とおる）
1947年、青森県に生まれる。東北大学医学部卒業。医学博士。現在、新潟大学大学院医歯学総合研究科教授（免疫学・医動物学分野）。
著書に、『免疫革命』（講談社インターナショナル）『「薬をやめる」と病気は治る』（マキノ出版）『病気は自分でなおす』（新潮社）『医者に見放されても病気は自力で治る』（講談社）など、多数。

奇埈成（キ・ジュンソン）
1926年、韓国で生まれる。戦時中は、政治犯として投獄。獄中での気づきから、「プハン」を考案する。韓国での正食運動（マクロビオティック）の第一人者。
韓国での著書多数。現在は、「癌自然退縮100日修練コース」を開催している。

船瀬俊介（ふなせ　しゅんすけ）
1950年、福岡県に生まれる。九州大学理学部入学、同大学を中退し、早稲田大学第一文学部社会学科を卒業。地球環境問題、医療・健康・食品・建築批評などを展開。
著書に、『抗ガン剤で殺される』（花伝社）『笑いの免疫学』（花伝社）『ガンで死んだら110番　愛する人は殺された』（五月書房）『買ってはいけない』（週刊金曜日）『あぶない電磁波』（三一書房）『やっぱりあぶないIH調理器』（三五館）など、多数。

ガンは治る　ガンは治せる——生命の自然治癒力

2007年3月10日　初版第1刷発行
2024年11月15日　初版第28刷発行

著者 ——安保徹・奇埈成・船瀬俊介
発行者 ——平田　勝
企画協力 —伊藤好則
発行 ——花伝社
発売 ——共栄書房
〒101-0065　東京都千代田区西神田2-5-11 出版輸送ビル2F
電話　03-3263-3813
FAX　03-3239-8272
E-mail　info@kadensha.net
URL　https://www.kadensha.net
振替 ——00140-6-59661
装幀 ——渡辺美知子
カバー絵 —高橋文雄
印刷・製本 —中央精版印刷株式会社

ISBN978-4-7634-0489-3 C0047

ガンになったら読む10冊の本
本えらびで決まる、あなたの命

船瀬俊介　著　定価（本体1800円+税）

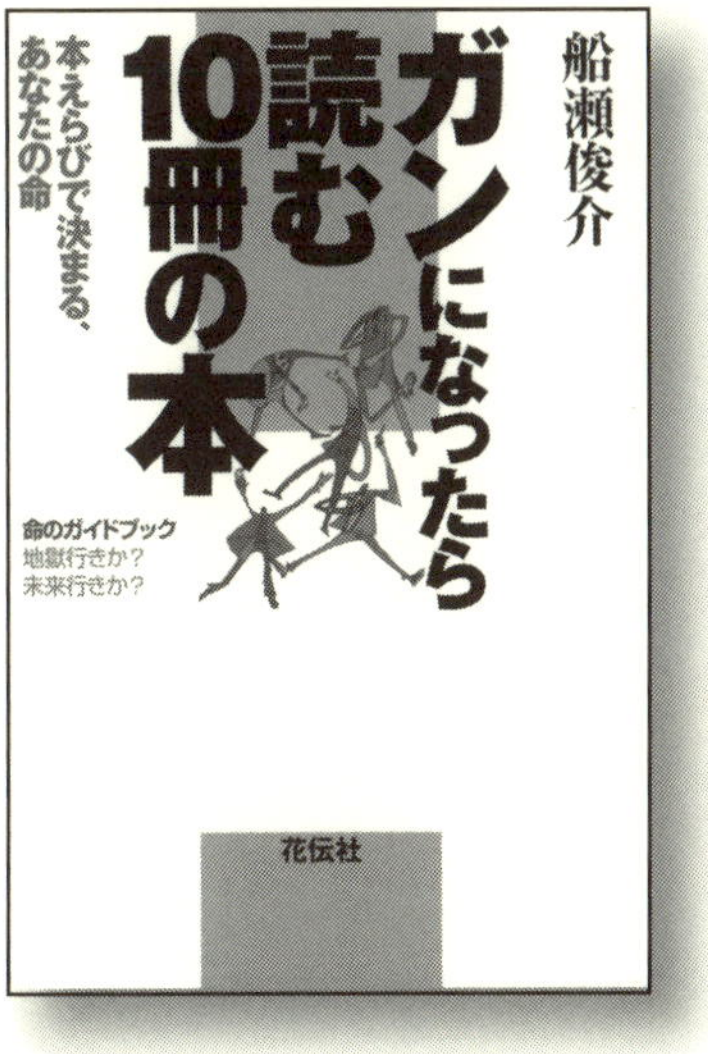

ガンと診断されても
あわてない、おそれない、落ちこまない！
人間は治るようにできている

自分の命は自分で守る
真実の情報を手に入れ、学習し、実践する
――ここに真の希望がある。